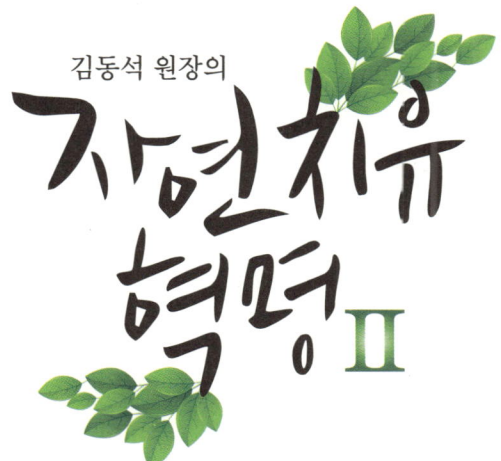

자연치유혁명 Ⅱ

초판 1쇄 | 2015년 7월 8일

지은이 | 김동석

발행인 겸 편집인 | 최영규
책임편집 | 유성호
교정·교열 | 전태환
디자인 | 이성훈
마케팅 | 김효성

펴낸 곳 | (주)타이쿤미디어
주소 | 서울 서초구 반포대로 26길 19(서초동 1550-14) 서호빌딩 1F
구입·내용 문의 | 전화 02)535-8119 팩스 02)535-8110
이메일 | econbrain@naver.com
출판사 신고 | 2008년 6월 18일(제 2009-000057호)
찍은 곳 | (주)디프넷

※ 가격은 뒷 표지에 있습니다.

ISBN 979-11-955715-0-5(03510)

ⓒ 2015 김동석 (저작권자와 맺은 특약에 따라 검인을 생략합니다)

※ 이 책은 타이쿤미디어가 저작권자와 계약에 따라 발행한 것이므로
본사의 서면 허락 없이는 어떠한 형태나 수단으로 이용하지 못합니다.
※ 잘못된 책은 바꿔 드립니다.

이 도서의 국립중앙도서관 출판예정도서목록(CIP)은 서지정보유통지원시스템 홈페이지(http://seoji.nl.go.kr)와
국가자료공동목록시스템(http://www.nl.go.kr/kolisnet)에서 이용하실 수 있습니다. (CIP제어번호 : CIP2015017986)

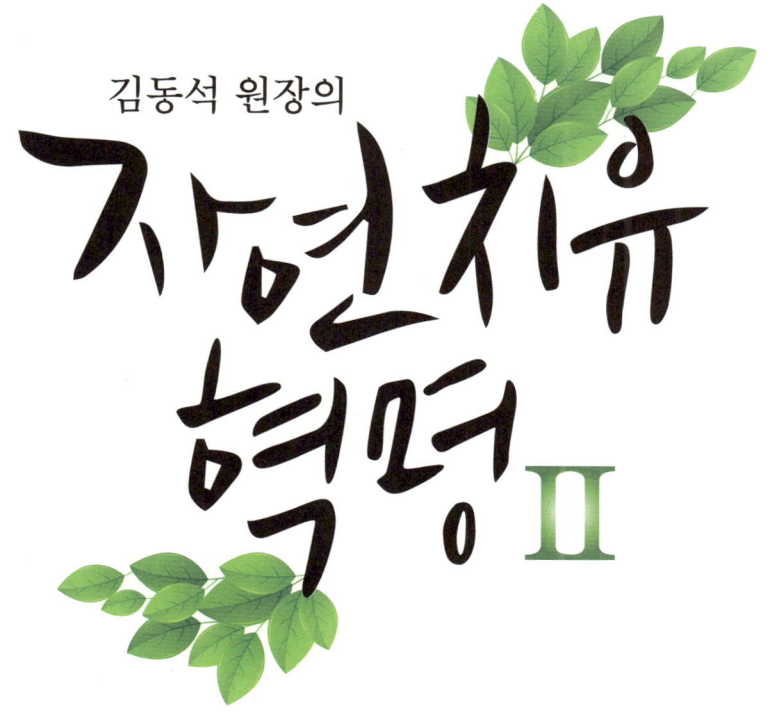

김동석 원장의
자연치유 혁명 II

통합의학으로 암을 치료한다

김동석 지음

(주)타이쿤미디어

| 추천사

암환자 100만 시대를 맞이하고 있다. 가족 중 한 명은 암으로 고통받고 있는 상황이 되었다. 현대에는 의료의 발전으로 인해 평균수명이 크게 향상되고 있으나, 현대의 식생활과 인공적인 환경으로 인해 사람들은 위해한 상태에 빠지게 되었고, 이러한 것들이 암을 유발하는 것으로 여겨지고 있다.

암환자 생존율이 높아져 가고 있고, 암에 대한 체계적 관리가 그만큼 중요해지고 있다. 통합의학적 방법으로 암 환자를 평생 관리하는 프로그램도 그중의 하나이다. 통합의학적 치료란 환자를 치료하는 과정에 도움을 주거나 좋은 영향을 미칠 수 있는 모든 치료 행위로서 환자에게 도움을 줄 수 있는 의료를 의미한다고 볼 수 있으며, 서양의학, 한의학 및 검증 가능한 보완대체의학이 이에 해당하며 이를 통하여 환자에게 도움을 줄 수 있는 방법이라 할 수 있다.

이 책의 저자인 김동석 원장은 이제는 암 치료에 통합의학적 관점으로 접근해야 함을 제시하고 있으며, 즉 명문요양병원에서는 양방과 한방의 장점을 채택하고, 또한 보완대체의학적인 방법도 함께 적용하여 치료에 임하고 있으며, 이를 통하여 많은 암 환자들에게 도움을 주고 있다.

　김동석 원장은 통합의학포럼을 조직하여 함께 활동하고 있다. 양방, 한방 및 대체의학 관련 전문가들이 한자리에 모인 자리에서 통합의학의 모형을 정립하는데 일조하고 있으며, 국내외 기관 및 전문가들과 많은 정보를 공유하고 있다.

　작년 11월에 중국 항주의 성립동덕병원에 김등석 원장과 함께 다녀왔다. 중서의결합병원인 동덕병원은 암치료 및 정신 질환 등에서 선도적으로 중의와 서의를 결합하여 의료를 시행하고 있다. 이 자리에서 동신대학교 한의과대학과 동덕병원, 명문요양병원과 동덕의원 간에 교류 협정을 체결하고 상호 협력하기로 한 바 있다.

　또한 김동석 원장은 지역 대학에 장학 및 학술발전을 위한 일에도 큰 관심을 두고 지원하고 있다. 동신대학교 한의과대학의 학술지 발간을 위하여 지원금을 전달하여 향후 학술 발전을 위한 밑거름이 될 수 있도록 도움을 주고 있다.

　이러한 활동에서 볼 수 있듯이 김동석 원장은 한의계의 암치료 분야에서 가장 왕성하게 활동하고 있다.

　바로 이 열정이 자연치유혁명2(통합의학으로 암을 치료한다)을 저술하게 되었다고 생각되며, 따뜻한 마음이 스며있는 이 책을 통하여 암으로 고생하고 있는 분들이나 가족들에게 많은 도움이 되기를 바란다.

　이번 자연치유혁명2(통합의학으로 암을 치료한다) 책을 저술한 김동석 원장의 노력을 다시 한 번 치하 드린다.

동신대학교 한의과대학 학장 나창수 교수

| 추천사

지구촌은 환경문제, 지구 온난화, 에너지 고갈, 그리고 신종질병의 출현 등으로 인류의 건강과 생존을 위협하고 있고 현대인의 복잡한 생활양식의 변화는 주된 질환의 형태에도 큰 변화를 초래하게 되었다. 최근 통계청 자료에 의하면 가장 높은 사망률은 암으로서 해마다 늘어나고 있다. 가장 합리적인 질병의 치료는 특정 질병을 일으키는 주된 원인을 찾아내고 그 원인들에 초점을 맞추어 치료하는 것이 중요하다. 현대의학은 주로 몸에 나타난 이상 소견의 결과만을 질병의 지표로 삼고 치료하고 있으나 진단 시 이학적, 생의학적 문제와 함께 정신적, 환경적, 사회적 요인을 함께 고려하여 환자를 볼 때 질병을 가진 개체로만 보는 것이 아니라 통합적 접근이 필요하다.

최근에 한방의학과 보완대체의학 중에서 증거와 과학에 근거하여 선별된 장점들을 정통 서양의학에 접목한 통합의학이 새로운 의료 패러다임으로 등장하여 많은 관심을 끌고 있다. 통합의학은 질병의 발생을 복합적인 요소들, 즉 유전적, 육체적, 정서적, 심리적, 영적인 면들이 복합적으로 관여한다는 것으로 인식하고 세계보건기구(WHO)의 '건강'에 대한 정의와 같이 신체적 건강, 정신적 건강 그리고 사회적 안녕을 포괄하는 균형적인 전인적 치료적 접근이라 할 수 있다.

일반 병원에서 암환자들에게 수술요법, 항암제 화학요법, 방사선요법과 같은 전통적 요법 외에 다른 방법으로 도움을 주지 못하는 경우가 많다. 영양관리나 운동 및 정신적 면에서 보완적 접근이 절실하다.

오랫동안 한국적 통합의학의 도입과 정착을 위하여 국·내외적으로 폭넓은 학술활동과 사회활동을 해 오신 김동석 원장께서 통합의학 분야에서 오랜 임상 경험을 바탕으로 통합의학으로 암치료하는 가이드 북에 해당하는 '자연치유 혁명2'을 출간하게 되었다. 이 책이 암치료로 고통받고 있는 환우들에게 희망을 주는 밝은 등불이 되길 믿으며 우리 주변의 환경과 생활습관도 바꾸어 암의 치료는 물론 예방을 위해서도 큰 도움을 줄 것으로 기대하면서 추천하는 바이다.

전남대학교 의과대학 이현철 교수

| 추천사

얼마 전 편백나무와 소나무 숲이 우거진 담양의 양지 마른 언덕에 자리 잡은 명문요양병원 김동석 원장을 찾았다. 이미 2013년도에 '암치료 혁명'이라는 책을 집필하였고, 전남 담양군 대덕면에 소재한 명문요양병원에서 '면역강화 암치료법'을 암환자들에게 직접 실천하고 있는 것에 크게 감동했다. 또한, 이번에 새로 '자연치유 혁명2'라는 신간을 출판하게 됨을 진심으로 축하드린다.

우리는 21세기 과학문명이 최고로 발달한 다양한 문명의 시대에 살고 있다. 과거 수천 년 동안은 농경 생활 속의 자연과의 조화된 삶을 즐기는 문화를 형성하고 천천히 진화하는 생활을 해 왔다. 근대 19세기 과학자들의 끊임없는 연구 덕분으로 현미경의 발명과 X-Ray가 발견되면서 질병 진단 기술이 발달했고, 페니실린 등 항생제의 발견으로 약품 제조 기술 등이 급속히 발전했다. 또한, 천연두, 홍역 등 예방접종 약품이 개발되면서 현대의학의 대단한 위력으로 질병이 없는 시대에 살 수 있을 것으로 기대했다.

2차 세계대전 이후부터 감염성 질환으로 인한 사망자가 줄어들면서 감염병으로부터 어느 정도 자유로운 행복한 시대에 살게 되었다. 그러나 18세기 후반부터 산업혁명을 거치면서 인간의 생활습관과 함께 질병의 패턴도 아주 빠르게 변화하기 시작하였다.

근대의 산업화는 경제적 풍요와 함께 물질 중심적 사고로 이어지고 육식 중심 생활습관까지 수입하는 계기가 되었다. 이런 식생활습관의 변화는 암, 당뇨병, 비만, 고혈압, 뇌혈관 질환 등 대사성 질병이 급속히 증가하는 만성병 시대에 직면하게 된다. 대사성 만성질환의 증가 원인을 산업사회의 생활 방식의 변화와 현대의학으로 인한 약물남용 등도 영향을 준 것으로 보는 학자도 있다.

질병(Disease)이란 무엇인가? '편안하지 않다(Dis-ease)'는 의미가 있다. 즉 불편한 것을 질병이라고 한다. 감염병만 병이 아니라, 몸과 마음이 편안하지 않고, 삶에 대한 의욕이 없고, 정신적으로 불안한 것도 질병으로 볼 수 있다. 우리는 몸이 피곤하고, 육체적 통증이 있음에도 바이러스, 세균 등 생물학적 요인과 통증의 원인을 찾지 못하는 경우도 많다. 자연의학 관점에서는 이러한 현상을 몸과 마음과 영혼의 부조화 현상 때문에 각종 통증 등 질병 현상이 나타나는 것으로 보는 것이다.

인간이 존재하는 한 자연은 모든 삶의 바탕을 넉넉하게 감싸고 있는 중요한 인자(因子)로 본다. 그래서 인간은 항상 자연과 같이 자연의 진실을 느끼고, 그 자연과 일치하고자 하는 노력 속에서 질서, 조화, 진실 및 아름다움을 추구할 수 있는 것이다. 분명한 것은 인간은 자연, 즉 생태계의 한 부분이고 아주 다양한 생물의 한 '종'일 뿐이라고 말할 수 있다.

따라서 인간의 건강을 유지하고, 지속하기 위해서 선현들은 자연에서 그 해답을 찾아보고자 노력하였다. 자연(自然)은 스스로 '자', 그럴 '연'자로 구성되어 있다. 우주 천체는 스스로 그렇게 존재한다는 의미다. 인간이 자연을 개발하여 변화시키는 것은 한계가 있음을 어원에서도 찾아 미루어볼 수 있다. 인간은 두뇌로 생각하는 범위 내에서만 우주를 해석하고 발견하고 개발할 뿐, 그 이상이 되기는 어렵다.

그래서 인간의 완전한 건강을 유지하는 것도 '자연'이라는 이치에서 찾아보는 것이 바람직하다고 본다. 인간에게 질병이 생겼을 때도 자연에서 그 원리를 찾아 회복시켜 주는 것이 자연치유의 원리다. 히포크라테스는 '자연이 병을 치료하는 의사'라는 위대한 명제를 남겼으며, 원래 자연(physis)이라는 용어에서 의사(physician)라는 단어가 유래하였다.

이는 인체의 본성인 자연치유력이 질병을 치유시키고 건강을 유지시켜주는 의사라는 의미로 해석 할 수 있다. 이는 오늘날 자연현상의 원리를 축소하고 각종 독성물질, 화학물질 사용, 수술 등 자연적인 치유원리에 배치하여 공격적인 치료법이 무분별하게 확산되는 현대 의료행위에 대한 경고성이 포함된 것이다.

현대의학은 20세기 산업사회를 거쳐 물질과학이 최고로 발달된 21세기 현대에 이르기까지 서양의학은 절대적인 믿음을 주는 치료의학의 기준이 되어 있다. 그러나 21세기에 들어와서 위생개념이 적었던 시대에 만연했던 천연두 등 전염병들이 지구상에서 사라지고, 감소하는 반면 현대병인 암, 고혈압, 심혈관 등 대사성 질환 등 만성질환이 증가하고 있다. 그러나 현대의학은 이에 대한 특별한 치료방법이나 약제를 찾지 못하고 있다.

그래서 유럽과 미국을 중심으로 다른 돌파구를 찾기 시작했다. 이제 유럽과 서양에서도 양자물리학의 발전과 함께 인간이 몸과 마음과 영혼이 같이 구성되어 있듯이 우주도 물질로만 구성된 것이 아니고, 태양계가 안전하게 순행하기 위해 행성의 순환원리 등에서 상대적인 존재의 의미를 찾을 수 있다는 이론을 갖게 되었다. 이제 서양에서도 물질 중심적 철학과 세계관에서 동양의 철학적 전통사상에 대하여 관심을 갖게 되는 새로운 패러다임의 변화가 일어나기 시작했다.

과거 20세기까지 만해도 인류는 세균, 바이러스 등 감염병에 의한 질병발생과 사망원인이 가장 높았지만 현재는 환경오염, 유독물질, 스트레스, 잘못된 생활습관 등에서 비롯된 질환들이 대부분이다. 또한 의료사고 대부분은 독한 약재사용, 수술 등 공격적인 치료기술을 감행하는 과정에서 부작용과 질병이 악화되는 사례도 발생하여 또 다른 사회적 문제가 야기 되고 있다. 현대인들의 질병발생 및 사망 통계를 보면 심혈관질환이 제일 많이 발생하고, 사망률은 암환자가 제일 높고, 자살도 사망률 4위를 차지하고 있다.

오늘날, 자연치유 원리를 토대로 하는 서양의 대체의학, 보완대체의학 등이 부상하고 있는 원인은 현대질병이 현대의학으로 예방과 재활이 어렵다는 점에서 찾을 수 있다. 서양에서는 이에 대한 대안으로 동양의 전통의학에 관심을 갖기 시작했고, 그 효능이 좋은 결과로 나타나기 시작했다.

현대과학의 관점에서는 치료기전이 명쾌하지 않지만 대체의학 또는 보완대체의학이라는 용어를 사용하여 현대치료의학의 범주에 포함시키는 경향이 점점 확대되고 있는 추세이다. 앞으로 현대 의학자들이 현대의학의 최고의 장점인 질병 진단기술, 수술요법, 항생제 효과 등의 장점과 질병예방과 재활치유의 핵심인 자연치유의학의 장점을 통합하는 통합의학이 발전되기를 기대한다.

통합의학적 치유는 인간과 우주, 자연, 환경을 유기적인 관계의 대상으로 보고, 총체적이며 전인적인 치유를 최고의 치료원리로 바라보기 시작했다. 인류는 지구탄생과 함께 질병과 싸워왔지만 인류는 아직도 더 많은 질병에 시달리고 있다. 건강과 질병의 관계는 생활양식, 자연환경, 문화, 대중의식 등 수 많은 요인들이 그물망처럼 연결되어 나타나는 것이다.

앞으로 질병 치유를 위한 새로운 통합의학은 인간과 관련된 모든 요소들을 유기체적인 관점에서 바라보고 통합하는 의학으로 발전되어야 한다. 이러한 관점에서 볼 때 통합의학이 자연과 인간, 개인과 사회전체, 더 나아가 우주 생태계 전체의 동식물, 무생물 등 자연환경 모두를 포함하여 총체적인 건강을 유지시키는 방향으로 발전되어야 한다고 본다.

이러한 패러다임의 변화시대에 김동석 원장은 암환자 치유를 위해서 한의학을 끊임없이 발전시켜 왔다. 또한, 김 원장은 현대의학의 진단 기술과 현대과학을 기반으로 한 치료방법들에게 대한 지식도 많이 가지고 있다. 이번에 암환자 치유에서 가장 중요한 마음의 중요성과 몸속에 내재한 생리적 항상성과, 세포의 재생 능력을 바탕으로 한 자연치유력을 회복하는데 필요한 많은 통합 의학의 정보와 경험을 책으로 집필하였다.

이 책에는 암의 원인과 진행단계, 자연치유학, 보완대체요법 등 암에 관한 자세한 정보가 풍부하게 수록되어 있으니 암환자를 치료하는 의료인, 암환자와 그 가족들에게 고민을 풀어주는 귀한 책이 되기를 바라는 마음에서 일독하기를 권장한다.

홍성진 보건복지부 국립제주검역소장, 자연치유학 박사

| 머리말

암을 이기는
통합의학

암이라는 치료를 위해 실제로 통합의학을 적용하여 담양 대덕의 편백 숲속에 자리한지 벌써 4년이 되어가고 있다. 생각해보면 병원 설립 초기에는 통합의학이라는 개념조차 생소한 시절 막연히 한의학과 서양의학의 통합적인 개념정도로 인식이 되어 있었다.

대부분 질병의 진단과 치료에 있어 현대의학이 중심이 되어 중요한 역할을 하고 있지만, 한계가 있는 것도 사실이다. 특히 암 치료에 있어서 암을 치료할 수 없다는 한계도 있지만 항암이나 방사선 치료 방법이 부작용이나 후유증이 심하다는 문제가 있다. 항암치료를 하면서 의사선생님께 "항암치료를 하면 암이 치료가 됩니까?"라고 물어보면 "항암치료는 완치가 목적이 아니라 생명을 연장하는 의미입니다."라고 분명한 답을 주면서도 한방치료나 자연치유, 민간요법을 받으면 마치 큰일 날것처럼 말하기 때문에 암치료를 받는 환우분들이나 가족 입장에선 혼란이 오면서도 어쩔 수 없는 선택을 할 수 밖에 없다.

암 치료에 도움이 된다면 현대의학으로 주된 치료를 하면서 한의학의 장점도 접목하고 명상이나 단전호흡, 풍욕, 웃음치료 등과 같은 자연치유요법이나 대체요법을 접목시켜야 할 것이다.

'과학적 근거가 부족하고 검증이 되지 않았으니 치료법으로 인정할 수 없다'는 식의 말은 무책임한 말이다. 병원이나 제약회사의 경영에 도움이 되지 않는 음식요법이나 명상, 기타 자연치유 요법에 연구와 검증을 한다는 것은 돈만 낭비하는 비경제적인 것이었기 때문에 지금까지 무관심했던 것이다.

웃으면 NK세포가 증가한다는 사실은 명확한 사실이다. 처음엔 의사들이나 과학자들은 웃는 것이 무슨 암치료에 도움이 되겠느냐는 식이었지만 웃기 전과 웃고 난 후의 혈액은 분명이 달라진다.

편백나무 숲속에서 산책을 하고나면 암세포를 만드는 활성산소 수치가 내려가고, 해독이 잘된다.

명상을 하면 기분이 상쾌해지고 피곤함이 없어진다. 오염된 음식을 먹으면 우리 몸도 오염되가고 친환경 유기농 음식을 먹으면 우리는 느끼지 못하지만 우리 몸의 세포들은 좋다는 것을 느낀다.

이러한 좋은 자연치유의 원리를 삼척동자도 아는 사실이지만 정작 암과 난치성 병을 치료하는 병원의 관계자나 의사들은 관심이 없다.

암의 원인이 잘못된 생활습관이나 식습관, 스트레스, 각종 발암물질로 인한 것이라면 치료법은 원인을 제거하는 것이 되어야 할 것이다.

무엇보다 스트레스를 받지 않는 긍정적인 마인드를 갖는 것이 중요하고, 먹는 음식이 중요하며, 운동이나 생활하는 공간이 중요하며 면역력을 올리는 치료법이 그 다음으로 중요하다.

통합의학적 치료란 환자를 치료하는 과정에 도움을 주거나 좋은 영향을 미칠 수 있는 생활의 모든 치료행위를 통합의학 이라 할 수 있다는 것이다.

통합의학의 진정한 의미는 의사나 병원이 중심이 아닌 환자를 위한 환자 중심의 의학이 되어야하며, 결국 현대의학이나 한의학, 모든 대체의학의 장점들을 살려 환자의 치료율과 만족도를 올리는데 궁극적인 목표가 있다.

2014년 6월 어느 날 청첩장을 들고 장가를 가게 되었다고 반가운 손님이 찾아왔다.

그는 2년 전 다발성 골수암 말기 진단을 받고 항암도 방사선도 중단한 체 걷는 것 조차 힘든 상태로 병원문을 두드렸다. 말수가 유난히 적고 우울해 보였던 그는 식사를 하기위해 식당까지 3차례 쉬고 가야할 정도로 힘든 체력이었고 너무 힘들어 한 때는 자살까지도 생각해 보았다. 병원 산책로가 A코스와 B코스로 나뉘어 있다. A코스는 평탄한 쉬운 코스로 항암을 하거나 체력이 약한 환우분들이 자주가는 코스이며, B코스는 굴곡이 있고 오르막 내리막이 심해 어려운 코스로 A코스에서 단련해 B코스를 운동하게 된다. 식당에도 가기 힘들었던 그는 매일 10m씩 운동량을 늘려가더니 어느새 B코스를 완주하는 것이 너무 자연스러운 단계에 이르렀고 물론 건강은 몰라보게 달라졌고 우울하고 말없는 청년에서 자신감 넘치는 건강한 청년으로 바뀌었다.

그러던 어느 날 아침식사를 함께 하게 되었는데, 그 때 나눈 대화내용이다. "원장님! PET검사나 또는 다른 검사를 하는 것이 좋을까요, 안하는 것이 좋을까요?". 잠시 고민하다 "몸이 이렇게 좋아졌으니 한 번 검사해보는 것도 좋을 것 같다."라고 하였더니 "저는 검사 할 생각이 없어요. 만약 검사

결과가 좋지 않으면 걱정이 되고 실망할 것이고, 검사 결과가 좋다면 지금 이대로 생활하면 될 테니까요. 그리고 이제 마음을 비운다는 것이 어떤 것인지 이제 알 것 같아요. 원장님께서 마음을 내려 놓고 환자가 아닐 때 처럼 행복하면 가장 좋은 암치료의 시작이요 끝이라는 말씀이 무슨 뜻인지 이제 느껴요." 그리고 1년 반이 지난 후 단란한 가정을 꾸린 가장이 되어 찾아온 것이다.

우리 병원은 대외적으로는 명문요양병원이지간 내부적으로는 명문사관학교로 통하고 있다. 암이란 잘못된 생활습관에서 오는 것이니 올바른 생활습관과, 건강한 생활습관을 배우는 곳이란 뜻이다.

그 청년은 사관학교 강당에 가장 훌륭한 강사가 되어 회복이야기로 사관생도들에게 희망과 꿈을 전하고 있다.

그는 강의에서 4가지를 중요하게 이야기한다.

첫째, 긍정의 마인드를 가져라!

둘째, 쉬지 않고 운동을 해라!

셋째, 친환경적이고 유기농적인 자연식을 해라!

넷째, 자연치유력인 면역력을 키울 수 있는 치료를 해라!

어찌 보면 아주 간단한 내용이지만 이를 모두 지키는 것은 매우 힘든 일이다. 알고는 있지만 행동으로 옮겨지지 않는 것이니 지행합일이 안 된다면 아무리 알아도 필요 없는 것이다. 그리고 이 네 가지 중에 한 가지라도 빠지면 자동차의 네 바퀴 중 하나라도 빵구가 나면 차가 갈 수 없는 것과 같다는 이야기를 하며 자기는 이 네 가지를 하루도 거르지 않기 위해 엄청난 노력을 했다는 것을 강조한다.

히딩크가 2002년 월드컵 4강의 기적을 만들어 낼 때 시범 경기에 대패한 후 "우리는 월드컵을 준비할 절반밖에 준비가 안됐다. 하지만 월드컵은 50일 남았으니 앞으로 날마다 1%씩 좋아지면 충분히 100%가 될 수 있다."라는 유명한 일화가 있다.

암 치료에 있어서도 날마다 1%씩 좋아진다면 기적이 일어나지 않을 수 없겠지만 대부분 1%씩 좋아지는 노력을 하면서도 1%! 아니 그 이상 마이너스가 되는 길을 걷고 있는 경우가 더 많기 때문에 암치료가 어려운 것이다.

암선고를 받았을 때, 특히 재발암이나 말기암 선고를 받았을 때 의료진의 선택은 항암과 방사선치료가 유일한 치료방법이며 환자의 선택은 없으며, 아무도 환자가 무엇을 해야하는지 관심도 묻지도 않는다. 별 증상없이 암선고를 받고 항암치료를 시작하면서 멀쩡한 사람들이 중증환자가 되어가는 것을 수없이 반복하면서도, 암이 아닌 항암제의 부작용으로 생명이 사라져 가는 현실에 항암제가 가장 강력한 발암제라는 선언문(1996년 4월 WHO는 유방암 치료제인 타목시펜이 발암물질임을 선언하였고 2000년 5월 16일 NIEHS(미국 환경보건과학연구원)에서 발암물질 목록에 타목시펜이 들어 있음에도 제약회사 아스트라제네카는 이 약을 생산하며 지금도 암을 줄여주는 치료제라며 사용되고 있는 것이 의료계의 현실이다.

1999년 Science지에 실린 듀크대학의 연구결과가 발표되었는데 타목시펜 처방 후 2년에서 5년사이에 유방암이 실제 촉발되었다는 사실과 유방암을 조기발견하기 위해 또는 암을 치료하기 위한 방사선이 암을 유발한다는 사실을 알고도 어쩔 수 없는 선택이라며 지금도 의료현장에서 사용되고 있다.

미국국립암연구소에서 근무했던 찰스 사이먼 곽사는 실제 "유방 X선 촬영은 유방암을 유발하고 암을 성장시키며 전이시킬 위험이 있다."라고 주장한다.

이러한 항암치료의 부작용을 알면서도 항암 치료를 감행하는 이유를 대한암의학회 회장은 "5층에 불이 났는데 뛰어 내려야하는 비상상황이다. 뛰어내리지 않아서 타죽는 것보다 뛰어내리는 것이 현명한 선택이다. 뛰어내리다보면 다리가 골절되는 사람도 죽는 사람도 있기 마련이다."라고 항암의 필요성을 강조한다.

사실 맞는 말인 것 같지만 조금만 생각해 보면 무조건 뛰어내리는 방법은 현명한 선택이 아님을 금방 알 수 있다. 5층에 불이 났을 때 뛰어내리지 않고도 대피할 방법은 얼마든지 있을 수 있다. 일단 충분히 대피할 수 있는 곳을 전체적으로 살펴보고 혹시 이불이나 수건을 이용해 뒤집어쓰고 피할 수 있는지, 옷이나 밧줄을 이용해 아래층으로 이동가능한지, 기타 질식하지 않게 수건에 물을 적셔 이용하는 방법 등 여러 가지 할 수 있는 방법들이 상황에 따라 달라질 수 있다. 암 치료도 어찌 보면 불났을 때 찾아낼 수 있는 방법들처럼 당황하지 않고 현명한 선택을 한다면 얼마든지 좋은 결과를 낼 수 있다.

이 책에서는 암 전문 5대 메이저 대형병원에서 가르쳐주지 않는 치료법과 부작용이 없고 보조적인 치료로 어느 정도 검증된 치료법들에 대한 정보를 드리고자 한다.

우리나라 국민 1/3이 암에 걸리는 상황에서 암환자 100만 명 시대를 살아가고 있지만 최근 10년 동안 암 5년 생존율이 50%에서 64%로 나아졌다고 하나 결국 생존율이 향상된 이유는 암의 조기발견과 갑상선암과 유방암과 같은 5년 생존율이 높은 암의 발생율이 높아져 생존율이 향상된 것일 뿐 암의 사망률의 변화는 차이가 없다는 사실과 항암제 치료와 방사선 치료에 대한 부작용으로 고통받고 있는 환우분들에게 조그만 등불이 되는 정보가 되길 바란다.

2015년 7월
김동석

추천사 ········ 004

머리말 ········ 014

제1장 암치료, 자연치유에 답이 있다

(1) 마음의 치유 ········ 029

(2) 바른 먹거리 ········ 039

　* 야채수 만드는 법 ········ 042

　소금이 약일까? 독일까? 한국인의 소금 섭취량 세계 1위! ········ 044

　죽염에 대해 좀 더 알아보자. ········ 046

(3) 움직여야 산다 ········ 048

제2장 보완대체의학으로 암을 치료한다

(1) 암의 1단계 치료법 ········ 056

　1) 비타민C요법 메가비타민요법 ········ 059

　2) 셀레나제 요법 ········ 064

　3) 해독요법 디톡스요법 ········ 066

　4) 거슨요법 ········ 069

　5) 간 췌장 해독요법 ········ 073

(2) 암의 2단계 치료법 면역세포 NK세포의 기능을 높여라 ········ 075

　1) 미슬토 요법 Mistletoe Therapy ········ 076

　2) 헤리주사(자닥신주사) ········ 078

　3) 암 온열치료(Hyrerthermia) ········ 080

(3) 알아두면 좋은 보완대체요법 ········ 106

1) 레트릴요법 아미그달린 ········ 106

2) 켈리요법 ········ 109

3) 인슐린 강화요법 (IPT-Insulin Potentiation Therapy) ········ 110

4) 명상요법 웃음치료 ········ 112

5) 숲 치료(편백나무숲 피톤치드) ········ 114

6) 야채수(유기농 야채주스) ········ 117

7) 햇빛(비타민D요법) ········ 117

8) 동종요법 ········ 120

9) 미네랄 요법 ········ 123

10) 니시 의학 ········ 126

11) 뉴스타트 건강법 ········ 127

자율신경계, 의지대로 조절할 수 있다. ········ 129

흙은 천연 미네랄의 보고,

말기 암과 난치병 유기농 식단에 답이 있다. ········ 132

효소요법 ········ 136

신생혈관 생성을 억제하는 것이 암의 치료법이다. ········ 139

몸을 산성화시키는 요인들 ········ 141

타액은 몸의 균형을 볼 수 있는 창문이다 ········ 143

몸이 정상 pH 범위를 벗어났다면 ········ 145

내 몸의 pH 농도, 스스로 체크하는 법 ········ 147

어떤 사람은 암에서 자연치유 되는가? ········ 150

사주와 운명은 바뀌는가? ········ 152

암 억제 유전자에 스위치가 있다! ········ 155

암성 통증 치료기 페인스크렘블러(Pain scrambler) ……… 159

본 병원에 입원한 암 환우들 치료 사례 ……… 162

열과 추위, 질병의 상관관계 ……… 168

암세포는 늙지 않는다. ……… 173

제3장 암의 원인과 진행 단계

(1) 암의 진행 1단계 ……… 179

(2) 암의 진행 2단계 ……… 181

(3) 암의 진행 3단계 ……… 184

제4장 통합의학, 암 치료의 새로운 시작

(1) 통합의학이란 ……… 190

(2) 암 통합의학 ……… 192

(3) 명문 통합 암 치료 ……… 193

제5장 한의학으로 암을 치료한다

(1) 암의 한의학적 치료 ……… 204

(2) 암 치료에 도움이 되는 항암본초 ……… 218

    반지련(半枝蓮) 치솔골무꽃 ……… 219

    울금(鬱金) ……… 222

    강황(薑黃) ……… 224

    백두옹(할미꽃) ……… 227

    대계(大薊) 엉겅퀴 ……… 230

백화사설초(白花蛇舌草) 백운풀 ········ 233

대산(大蒜) 마늘 ········ 235

버섯(꽃송이버섯, 상황버섯, 차가버섯, 영지버섯, 표고버섯) ········ 239

하돈(河豚) 복어 ········ 248

비파엽(枇杷葉) ········ 252

사향(麝香) ········ 254

산삼(山蔘) ········ 257

상기생(桑寄生) 겨우살이(Mistletoe) ········ 259

와송(瓦松) 바위솔 ········ 261

유근피(楡根皮) 느릅나무 ········ 264

인삼(人蔘) Panax ginseng ········ 266

자목(柘木) 꾸지뽕 ········ 270

죽염(竹鹽) 소금 ········ 272

청호(菁蒿) 개똥쑥 ········ 276

건칠(乾漆) 옻나무 ········ 279

황칠 ········ 281

(3) 넥시아 NEXIA ········ 283

(4) 산삼 약침 ········ 285

제1장
암치료, 자연치유에 답이있다

제1장
암치료, 자연치유에 답이 있다

서양의학, 한의학, 보완대체의학, 그리고 자연치유의학을 통합한 통합의학은 암 치료에 가장 적합한 의학이다. 특히 자연치유의학은 앞으로 발전해 나갈 모든 암치료의 가장 기본이 될 것이다. 긍정적 마인드와 바른 먹거리, 그리고 운동이야 말로 자연치유의학의 핵심이다. 필자의 저서인 「자연치유혁명」과 「암치료혁명」에서 이미 핵심 요소들에 대해 자세한 설명을 해 놓았다. 서양의학에서도 명상과 요가, 운동과 웃음치료, 각종 영양요법 등의 치료법들을 보완대체요법의 일부로 인식하여 암 환자들에게 적용하고 있지만, 대부분 수술, 항암, 방사선치료의 후유증을 완화하거나 삶의 질을 향상시키는것에 초점이 맞추어 있다. 하지만 필자는 자연치유의학이야 말로 궁극적으로 암을 이겨낼 수 있는 가장 적합한 치료법이라고 생각하고 있다.

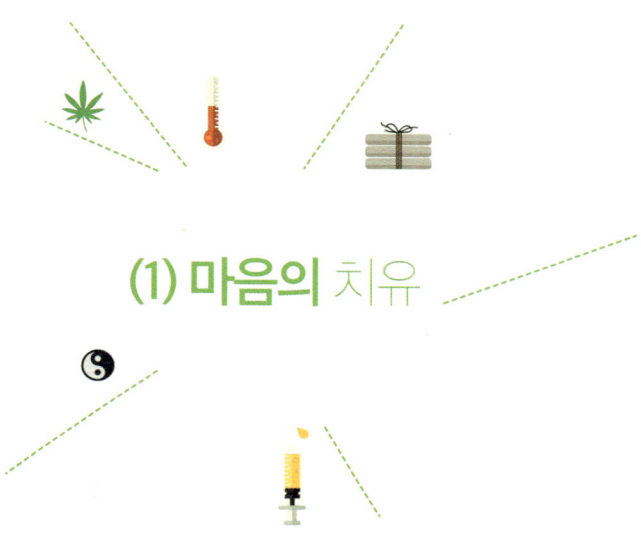

(1) 마음의 치유

긍정적 마인드를 가져라

　요즘 건강과 질병치료에 효소가 좋다하여 효소에 대한 관심이 무척 높다. 우리 몸은 각종 효소와 호르몬이 있기 때문에 효율적인 생체 반응을 할 수 있다. 하지만 아프게 되거나 나이가 들어가면서 효소나 호르몬이 부족하게 되거나 기능을 제대로 하지 못하게 되고 정상적인 생체활동을 못하게 되어 질병이 발생하게 된다. 그래서 각종 효소들을 우리 몸에 보충하게 되면 유익하게 작용하여 생리작용을 정상화시키고 면역력을 향상시켜 질병을 치료할 수 있는 것이다.

　그러나 아무리 좋은 효소나 좋은 약을 먹는다 하더라도 흡수가 안되거나 그나마 인체에서 적게 분비되는 효소가 분비를 멈춘다면 어떠한 치료도 의미가 없는 경우가 된다.

우리 몸은 자율신경에 의해 조절된다. 자율신경계란 의지와는 상관없이 인체를 조절해주는 신경으로 교감신경과 부교감신경으로 나누어지며, 한의학에서 말하는 음과 양의 성격과 유사하다. 교감신경과 부교감신경은 어느 한쪽으로 치우치게 되면 문제가 발생한다. 너무 항진되어도, 너무 억제되어도 건강에 이상이 발생하며, 음양이 서로 균형을 이룰 때 건강한 상태를 유지 할 수 있는 것처럼 교감신경과 부교감신경은 균형을 이룰 때 건강하다.

요즘 종편(종합편성채널)에 무얼 먹고 암이 나았다. 어떻게 하니 좋아졌다. 이러한 말을 많이 접하게 된다. 산속에 가면 낫는다 해서 산속에도 가보고, 누가 꾸지뽕이 특효라 해서 먹어보기도하고, 개똥쑥, 상황버섯, 차가버섯, 겨우살이 등등을 메모해서 그대로 따라해 보지만 방송에서처럼 내가 해보면 낫지 않는다. 우리는 달을 보라며 가리키지만 보는 사람은 달을 보지 않고 손가락만 보는 것과 같다.

말기암 환자가 나은 경우들을 TV에서 보게 되는데 무얼 했던지 치료방법은 모두 다르지만 하나의 공통점을 발견할 수 있다. 좋아진 분들의 공통점은 모두 밝고 긍정적이며 뭐라도 할 수 있는 마인드가 있었고 무엇보다도 행복하다는 것이었다. 산속 생활을 따라해 본들 산속 생활이 행복하지 않고 감옥과 같거나 아무리 좋은 효소와 명약을 먹은들 행복하지 않고 흡수가 되지 않는다면 아무 의미 없는 일이 될 것이다.

아주 맛있는 음식이 눈앞에 없는데도 배고플 때 음식 사진을 보게 되면 군침이 입에서 맴돌며 갈증이 날 때 자두를 생각하면 침이 고인다. 반대로 아무리 맛있는 음식이 눈앞에 있어도 항암부작용으로, 음식을 먹으면 곧 토할 것 같다는 생각이 들면 바로 토하게 되는 경우를 본다.

갈증이 나서 그렇게도 맛있게 먹었던 물이 해골에 담긴 물을 확인하고 모든 것을 토하고 '모든 것은 마음에 달려 있구나(一切唯心造)'라는 깨달음을 얻었던 원효대사의 해골물 이야기는 너무나 유명하다.

생명을 혼백(魂魄), 영(靈)이라 하기도 한다. 우리 몸은 하나의 몸과 하나의 혼으로 되어있다. 내 몸에 다른 혼이 들어오는 현상을 다중인격장애라 말하는데, 흔히 신들렸다, 접신했다, 방언이 터졌다 혹은 미쳤다라는 현상으로 어떠한 이유로 생기는 현상인지 과학적으로 설명할 수 없지만 이러한 사람들 중 암이 사라지는 놀라운 일이 발생했다. 과학적으로 설명할 수 없어도 우리의 몸은 마음을 따라 간다는 사실이다.

암 선고를 받기 전까지 아무런 증상도 없던 것이 암 선고를 받는 순간 환자가 되어있다. 아프지 않았던 몸이 암이 있는 부위가 아파지기 시작하고 안아픈 곳까지 아픈 것 같다. 알아서 암이 된 것이다.

다중인격장애처럼 안아픈 인격이 내 몸을 지배하니 암이 사라진 것처럼 우리는 암을 잊어 버리고 암의 중압감에서 벗어나 행복한 생활을 해 나갈 때 비로소 암을 정복할 기회를 얻는 것이다. '암을 잊어버리고 마음을 비워라! 그러면 나을 것이다.' 말은 쉽게 이해되지만 행동으로 옮기는 일은 너무나 힘들다. 그래서 암치료가 어려운 이유다.

스트레스가 우리 몸에 어떻게 작용하는지 살펴보자. 화가 날 때를 생각해 보자. 흥분이 되면서 얼굴이 붉어지고 심장이 박동한다. 심지어는 뒷골이 땡기고 안압이 올라 눈이 빡빡하고 심한 경우엔 혈압이 오르며 깊은 잠을 못자거나 악몽에 시달린다. 이러한 이유는 스트레스를 받게 되면 교감신경이 흥분되고 아드레날린이 과잉 분비돼 혈관이 수축하여 일어나는 현상이다. 반대로 기분이 좋을 때나 안정될 때는 부교감신경이 흥분되고 엔돌핀이 분비된다. 이러한 자율신경계의 흥분과 억제는 정서적인 부분, 즉 스트레스와 관련이 깊다.

스트레스가 작동하는 기전을 보다 자세히 살펴보자면, 스트레스를 제일 먼저 인식하는 곳은 뇌로 얻어진 정보는 신경전달물질에 의해 전신의 장기와 호르몬에 명령을 내려 자율신경계가 반응하게 된다. 교감신경은 아드레날린 등의 스트레스 호르몬에 의해 부교감신경은 아세틸콜린에 의해 반응하는데 실제로 과립구에는 아드레날린 수용체가 있고, 림프구에는 아세틸콜린 수용체가 있다는 사실을 면역학의 석학 아보도오루 박사가 발견했다. 즉, 아세틸콜린은 림프구를, 아드레날린은 과립구를 증가시킨다.

스트레스를 받게 되면 교감신경이 흥분하고, 교감신경이 흥분되면 아드레날린이 분비되고 과립구를 증가시키게 되고 과립구의 수명은 대략 이틀 정도인데, 소멸할 때 적혈구에 붙으려는 성향이 있고 이 때 활성산소를 다량 방출하게 된다. 활성산소는 만병을 부르는 원흉으로 유전자를 변형시키거나 조직을 파괴해 암이나 염증을 유발한다. 대부분의 성인병이나 만성병의 원인은 70%가 활성산소 때문이라고 주장하는 학자도 있으니 스트레스가 결국 질병 원인의 70%인 셈이다.

반대로 웃고 편안할 때 부교감신경이 흥분되고 부교감신경이 흥분되면 아세틸콜린이 분비되고 림프구를 증가시키고 혈관을 확장하여 혈액순환을 촉진한다. 이 때 증가된 림프구는 T림프구와 B림프구, NK세포 등인데 이들은 우리 몸을 해독시키거나 염증이나 외부의 적을 소탕하는 일을 한다.

스트레스가 암 유발을 가속화한다는 연구결과가 나왔다. 스트레스가 이른바 '마스터 스위치' 유전자를 자극해서 암세포를 확산시킨다는 것이다. 2013년 8월 오하이오 주립대학 연구팀은 'ATF3' 라고 알려진 유전자가 암을 유발한다는 것을 규명했는데, 이 유전자는 스트레스 상황에서 반응하게 되어 있다는 내용을 클리니컬 인베스티게이션(Clinical Investigation)지에 논문을 발효하였다. 이 연구진은 암 세포는 면역세포를 속여 ATF3 유전자가 활동하도록 해 암을 키우는데 처음으로 ATF3 유전자가 면역 세포를 교란하여 암을 악화시키는 사례를 300명에 달하는 유방암 환자의 임상을 통해 밝혀냈다. 이 유전자가 적은 쥐는 많은 쥐에 비해 유방암 세포가 덜 확산되는 것을 확인하였는데, 결국 스트레스는 ATF3 유전자를 자극하여 암을 악화시키는 것을 실험으로 입증한 것이다. "ATF3 유전자를 통제하는 약이 개발되면 분명 암세포 전이나 성장을 낮출 수 있지만 아직 전체적인 효과에 대해서는 규명이 제대로 되지는 않은 상태"라고 교수는 덧붙여 말했는데, 이 ATF3유전자는 분명 스트레스에 민감하다는 것은 분명한 사실이며, 이 유전자가 발현이 되지 않으려면 스트레스를 받지 않고 즐거운 생활을 하면 되는 것이 암치료의 중요한 요소임이 입증된 것이다.

한의학에서는 모든 질병은 음양균형이 깨져 발생한다고 한다. 얼핏 교감신경은 몸에 좋지 않고 부교감신경은 우리 몸에 유익할 것 같지만 그렇지 않다. 림프구와 과립구도 어느 한쪽이 좋을 것 같지만 그 비율이 한쪽으로 치우치게 되면 질병이 발생하게 되는데 아보도오루 박사에 의하면 이상적인 과립구와 림프구의 비는 6 : 4의 비율을 유지할 때 건강하다.

림프구의 비율로 암환자의 상태를 추정할 수 있는데, 진행성 암에서 과립구는 증가하고 반대로 림프구는 줄어드는 경향이 있다. 결국, 암환자는 교감신경이 우세하고 부교감신경이 억제되어 있는 상태이기 때문에 부교감신경을 자극할 수 있는 생활습관이나 음식, 행복을 찾는다면 암의 치료도 그리 멀어 보이지 않는다는 것이다.

 요즘 항산화제, 항산화 식품이란 말을 자주 듣는다. 항산화제란 산화를 억제하는 물질이란 뜻으로 산화된 것을 환원시켜주는 물질을 말한다. 활성산소란 산소가 산화된 것이며, 반대로 활성산소가 물과 산소로 다시 돌아가는 반응이 환원반응이다. 다시 말하자면 항산화제는 활성산소를 물과 산소로 되돌려주는 물질인 것이다. 활성 산소란 산소가 당과 결합하여 에너지를 생산하는 과정에서 불완전 연소되어 발생하는 물질로 기름이 탈 때 불완전 연소되면 생기는 그을음과 같은 개념의 물질이다. 몸의 질병을 유발하고 노화를 촉진시키는 활성 산소를 막아 주는 것이 바로 항산화제이다. 항산화제 물질은 인체에서 생성되기도 하지만 색깔있는 채소와 과일, 해산물과 곡류에 많이 들어 있으며, 지나친 과로나 스트레스는 활성산소를 발생시키며 반대로 심호흡이나 음악 감상, 잠깐 동안의 낮잠이나 휴식은 좋은 항산화제 역할을 할 수 있다.
 현대과학과 의학이 아무리 발달하여도 세포하나 만들지 못하는 것이 과학이며 의학이다. 하지만 암에 걸린 나약한 사람일지라도 하루에 1조개의 세포를 새로 만들어지고 없어진다. 어찌보면 우리 몸이 가장 실력있는 의사보다 위대한 능력가가 아닌가 생각이 든다. 의성 히포크라테스는 "인간은 태어나면서 우리 몸속에 백명의 명의를 가지고 태어난다."라고 하여 우리 몸의 자연치유능력을 강조한다. 우리 몸속엔 이미 암세포를 제거하는 면역세포인 NK세포가 있으며, P53이라는 암 억제 유전자가 있으며, 유전자 변형의 원흉이며 암세포를 만드는 활성산소를 해독하는 SOD라는 물질이 간에 있으며 각종 효소와 호르몬들이 우리 몸을 회복시키고 있다.

이러한 자연치유 능력은 다른 말로 면역력이라 한다. 결국 우리 몸은 면역력이 떨어질 때 질병이 발생한다는 것이니 질병치료의 핵심은 면역력이다. 그렇다면 약해진 면역력을 어떻게 올릴 수 있을까를 찾는다면 암을 비롯한 각종 질병을 치료할 수 있다는 것이다.

우리는 실험을 통해 웃고 나면 NK세포가 증가한다는 사실을 알고 있다. 웃는다는 것은 무엇인가? 즐거울 때 웃는 것이니 면역력을 올리는 가장 중요한 핵심은 스트레스를 받지 않고 웃고 행복하게 사는 것이다. 결국, 면역력은 행복인 셈이다. 하지만 암치료를 하고 있는 현실은 어떤가? 한 환우분의 말처럼 항암을 하러가는 것은 마치 도살장에 끌려가는 느낌이라는 불행한 현실! 면역력을 올리는 것이 암 치료의 핵심인데 항암을 하고나면 면역세포인 백혈구는 어떠한가? 항암치료 한번에 백혈구는 거의 절반까지 떨어진다. 전이암 재발암에서 항암치료는 완치가 아닌 생명연장의 치료법이다. 생명연장을 하기위해 항암을 하는데. 왜 생명연장을 하려는가? 조금 더 연장된 행복한 삶을 위해 항암을 하는데 나머지 주어진 시간도 행복하지 못하게 하는 치료가 진정한 치료이며 진정한 행복인가? 다시 한 번 생각해 볼 문제다.

웰다잉은 아름다운 죽음을 맞이하자는 운동이다. 우리는 그저 건강하게 오래사는 것이 가장 큰 소망이며 행복으로 알고 있지만 얼마나 오래사는 것보다 얼마나 행복하게 사느냐, 얼마나 의미있게 살았느냐가 중요한 것이며 지금 죽는다하더라도 후회하지 않는 그런 삶을 가꾸자는 의미가 '웰다잉' 운동이다.

지금 이 시간이 행복하다면 당신의 면역력은 회복될 것이다. 행복한 것이 하루가 되고, 일주일이 되고, 한 달, 두 달이 되어 간다면 면역력은 계속 유지될 것이고 암이 잠을 자게 되는 동면상태, 휴면상태가 된다. 지금 당신이 행복하다면 암치료의 길은 가까워 질 것이다.

앞에서 말했듯이 우리 몸은 하루에 1조개의 세포가 새로 생겨난다. 우리 몸은 60-100조개의 세포로 이루어져 있다. 이들 세포는 끊임없이 활동하며 새로 생겨나기도 하고 파괴되기도 한다. 세포의 수명은 15일~120일이다. 다시 말하면 120일이면 한 번씩 우리 몸이 완전히 새로운 몸으로 바뀌는 셈이니 산술적으로 하루에 적어도 1조 단위의 세포가 새로 생기며 사멸한다. 이러한 세포를 자세히 관찰해 보면 인간처럼 성질을 가지고 있으며 뇌를 가지고 생각 하는 것처럼 보인다. 어떤 사람이 화를 잘 내거나 짜증을 내는 사람이라면 세포도 그 성질을 따라 신경질적인 세포가 된다. 문제는 세포가 싫어하는 것을 내가 좋아한다면 세포는 스트레스가 쌓이고 유전자 변형을 일으켜 결국 암과 같은 병으로 이어지게 된다. 우리가 세포를 잘 알아야 병으로부터 자유로워지고 건강한 생활을 할 수 있다는 뜻이 바로 여기에 있다. 즉, 세포가 좋아하는 환경을 만들어 줘야 한다.

스트레스는 우리 몸에 부정적인 메시지를 전달 할 것이고 우리 몸 속에 좋지 않은 파동을 전해준다. 부정적 파동들이 반복돼 암을 비롯한 많은 질병을 유발시킨다. 반대로 긍정적 파동은 치료하기 힘든 암이라 해도 치유를 가능하게 만든다.

2013년 5월 난소암 말기 암 선고를 받은지 1달된 겉보기에 너무 멀쩡한 50대 초반 환우와 입원 상담을 하였다. 암 선고를 받은 지 한 달 밖에 되지 않았기 때문에 그 충격에서 빨리 벗어나고 정신적으로 안정하는 것이 치료에 가장 중요한 문제임을 강조하였다. 하지만 놀랍게도 암 선고를 받고 오히려 삶이 행복해졌다는 말을 듣고 놀라지 않을 수 없었다.

   50대가 되면 여자들은 호르몬의 변화로 인해 갱년기 우울증이 찾아오기 쉽다. 그 상황에 우리나라 굴지의 S그룹에서 수 십 년 일하면서 하나의 부속품처럼 살아왔고, 슬하의 두 아들은 서울의 대학을 다니기 위해 품을 떠나고, 남편은 집을 짓기 위해 몇 년 동안 집보단 밖에서 생활하는 시간이 많아 지독한 외로움에 지내야 했었단다. 하지만 암 선고를 받자마자 가족들이 온통 그 동안 못해 주었던 엄마와 아내로서의 관심을 갖게 되었고 먹고 싶은 것, 가고 싶은 곳, 하고 싶은 것을 한 달 동안 평생 할 것을 다 하게 되어 이제 죽어도 여한이 없을 만큼 행복한 시간이었다는 것이다.

   암 선고를 받고나면 보통 처음엔 죽음으로부터 두려움과 공포가 밀려오다가 결국, 지금까지 살아온 삶이 억울하고 분하다는 분노와 원망으로 바뀌고 만다. 부정-분노-협상-우울-용납의 심리변화를 거친다. 암을 인정하고 싶지 않은 것은 당연하다. 하지만 암을 아예 부정하고 가족에게 알리지도 않은 채 혼자 해결하려는 태도는 진단·치료에 전혀 도움이 안 된다. 하지만 반대의 경우도 있다. 지금까지 보지 못했던 것들이 새롭게 다가온다. 주위의 모든 것들이 아름답고 새로운 의미로 다가온다. 저녁을 준비하는 아내의 부지런한 움직임이 사랑스러워 보이고, 귀찮았던 아이들의 호기심 가득한 질문에 자상한 아버지로서 답을 해주고, 주말이면 한 주의 피곤함을 잠으로만 채웠던 시간들을 가족과 함께 야외에서 즐거운 시간을 보낸다면 어떨까?

　암 선고를 받지 않았다면 행복의 시간을 갖을 수 있었을까? 암 선고를 받고 분노와 원망, 그리고 항암 치료의 고통 속에서 삶의 질은 송두리째 없어지고 마는 것과 오히려 암 선고를 기회로 가족과 못했던 행복과 사랑을 찾는다면 어느 것이 암 치료에 도움이 될까? 사람은 시간이 되면 언젠가는 사랑하는 사람에게 영원한 이별을 고해야한다. 우리는 이러한 슬픔을 두려워할 뿐 삶의 진정한 맛을 느껴보지 못하고 이별을 맞이하는 것이 더 불행한 일은 아닐까? 말기 암 환우들이 항암 치료를 받는 이유는 조금 더 생명을 연장해 보자는 것에 의미가 있다. 그렇다면 조금 더 살기 위한 목적이 무엇인가? 조금 더 살기 위해 현재를 포기한다면 아름다운 미래가 올 수 없다. 과거를 후회하고 미래에 대한 두려움은 의미가 없다. 현재를 사랑하고 현재에 충실함을 다한다면 아름다운 미래가 기다리고 있을 것이다.

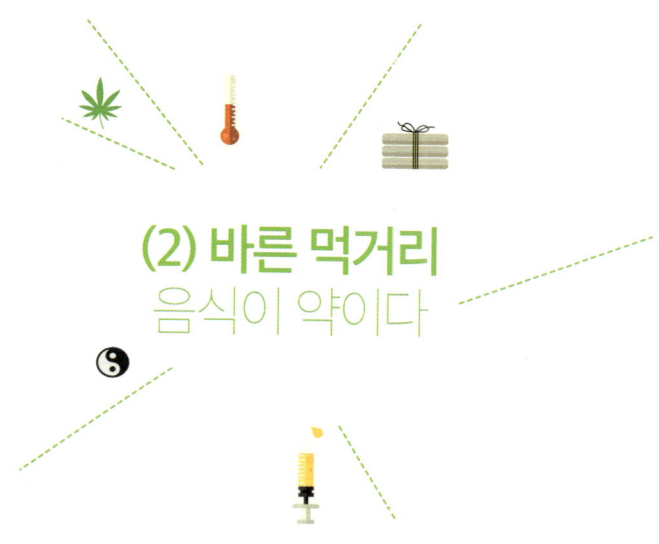

(2) 바른 먹거리
음식이 약이다

　　　　　　　　　　　대부분의 암 환우들은 보이는 암을 제거하는 것에만 관심을 갖고 먹는 문제엔 관심이 부족하다. 암이 사망원인 1위지만 영양결핍도 한 원인이라는 사실을 아는 사람은 별로 없다.

　국립암센터가 조사한 결과를 보면 암치료 환우 10명 중 6명이 영양결핍 상태에 있으며 그 중 절반은 심각한 상태다.

　영양상태 뿐만 아니라 무엇을 먹느냐 하는 문제도 중요하다. 오염된 공기 중에 있으면 우리 몸도 오염되듯이 오염된 지역에서 자란 채소나 음식은 문제가 있다. 채식이나 웰빙 식단도 중요하지만 어디에서 어떻게 자란 채소를 먹느냐가 더 중요하다.

　한의학의 고서인 '천금방(千金方)'에서도 '질병이 있으면 먼저 음식으로 치료하고 그래도 낫지 않으면 약을 쓰라'며 음식의 중요성을 강조했다. 실제로 '식의(食醫)'라는 의사를 두고 환자의 체질과 질병에 맞게 음식을 처방해 치료했다. 음식을 단순한 영양공급의 관점이 아닌 치료의 한 부분으로 인식한 것이며, 요즘 유행하는 약식동원, 식약동원의 의미이다.

유방암, 전립선암, 대장암은 선진국, 특히 서구 국가의 질병이었다. 아시아인 중국, 한국보다 9배 높고 일본보다 4배 높은 암이지만 우리나라도 식생활이 서구화되면서 미국의 암 발병률처럼 유방암이나 전립선암, 대장암이 증가하고 있다.

암 권위자인 벨리보 박사는 암 치료는 음식에서 답을 찾아야 한다고 역설했다. 암 발병률의 차이와 치료율 역시 먹는 음식에서 찾을 수 있다. 인간의 몸은 먹는 음식물에 의해 유지되며 만들어진다. 그래서 암 치료에 있어 음식은 가장 중요하다. 하지만 병원에서는 음식보다는 방사선 요법이나 항암 치료, 수술요법만을 암 치료의 전유물로 생각한다. 제약회사 입장에서는 음식 연구에 돈을 투자할 필요가 없다. 특허를 낼 수도 없고 투자비용으로 상쇄할 수 있는 상업화도 불가능하기 때문이다.

의료계 풍토상 의사들은 음식을 통해 암을 치료한다는 접근방식에 대해 회의적이며 음식을 영양학적인 관점에서만 보는 경향이 있다. "항암 치료할 때는 체력이 중요하니 무조건 잘먹어야 합니다"라고 강조하면서 고기 종류든 뭐든 잘 먹으면 된다는 식이다. 더 그럴 듯해 보이는 약물치료나 방사선 치료 없이는 아무것도 이룰 수 없다는 결론을 미리 내고 만다. 치료방식을 일시에 바꾸기엔 사실상 어렵다.

의학은 검증된 결과와 재현성이 확인된 치료법만을 시술하기 때문에 보편화되지 않은 어떤 치료법도 인정하지 않는다. 익숙하지 않은 한의학이나 민간요법일 때는 흔히 의사들은 "그것이 진짜일리가 있나? 어쩌다 드물게 나타나는 기적이거나 플라시보효과 일거야. 아니면 내가 모를리 없지"라고 치부하기 일쑤다.

의사나 제약업계는 환자들에게 스스로의 몸을 돌보거나 음식에 대한 것이나 마음에 대한 지도는 하지 않고 수술이나 약물, 방사선치료라는 해법만 제시한다. 그러나 의사라면 누구나 환자의 치료에 도움 되는 것이 있다면 반드시 찾아내고 실행해야 한다. 피톤치드가 풍부한 산속 생활과 같은 자연치유 요법들이 암치료에 도움이 된다는 명확한 근거가 없기 때문에 무의미하고 쓸데없는 치료다라고 한다. 좋은 음식을 먹고, 좋은 생각을 하고, 좋은 환경에 있는 것이 건강을 유지하는 가장 기본적인 요소인데 굳이 실험을 하고 암 치료에 도움이 된다는 확실한 메카니즘을 밝혀야 한다는 것은 사과가 왜 떨어지는지 뉴튼의 공식을 만들어 사용해야한다는 논리와 무엇이 다를까?

잘못된 식습관이 만든 것이 암이라면 음식을 바꾸고 생활을 바꾸는 것이 암치료의 초석이 되어야 한다.

* 야채수 만드는 법

1. 우선 야채를 준비

주의사항 반드시 유기농 또는 무농약으로 자연재배된, 친환경 원료만을 사용해야 한다.

* 무66%, 당근20%, 우엉1.2%, 무청1.2%, 표고버섯1.2%,

정량만을 넣어야 한다.(이 비율은 일본의 다테이시 가즈씨의 30년 연구결과 나온 비율)

*암환우분들은 비위가 좋지 않기 때문에 마시기 좋게 하기 위해 단호박이나 양파, 양배추를 적당히 넣는 것도 좋은 방법

2. 유리냄비 또는 스텐레스 냄비를 사용해야 한다.

물의 양은 재료의 30배정도(재료의 무게가 100g이라면 물은 약 3000cc정도) 처음엔 센불에서 끓이다 끓기 시작하면 약한 불에서 약 한시간 동안 끓이고 뚜껑은 열지 않는 것이 좋다.

3. 복용법 : 가급적 공복에 먹고 체온과 비슷하게 미지근한 정도면 더욱 좋다.

매일 체중1kg에 15ml 즉 체중60kg 900ml 마시는 것이 좋으며, 한 번에 다 마시지 말고 조금씩 여러 번 나누어서 마시는 것이 좋다.

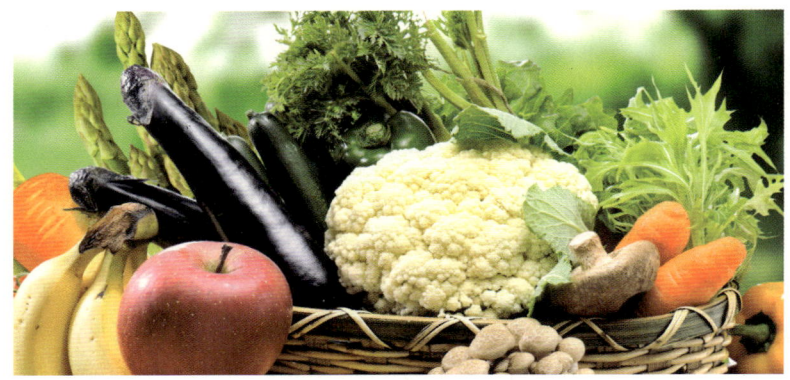

* 야채수에 들어가는 우엉과 에시악티(Essiac tea)

　간호사 케이시는 말기 위암으로 6개월 시한부 선고를 받지만 차를 매일 2달 동안 마시고 병이 나아 20년을 더 살았다. 케이시는 또한 말기간암에 걸려 두달 밖에 살수 없다던 어머니에게 신비한 마법의 차를 어머니에게 시험을 하였는데, 놀랍게 18년을 더 살았다.

　피셔박사와 케이시(Caisse) 간호사는 즉시 그 마법의 약초로 암환자들을 치료하기 시작하였는데 그녀의 이름을 거꾸로 부르면 에시악(Essiac)이 되어 에시악티라 불리게 되었는데 그 주성분이 우엉이었다.

　에시악티 재료 : 우엉뿌리, 애기수영(뿌리포함), 느릅나무 껍질, 터키산 장군풀 뿌리

소금이 약일까? 독일까?
한국인의 소금 섭취량 세계 1위!

한국인의 나트륨 섭취량은 권장량의 2배 이상을 섭취하는 것으로 조사됐고, 보건복지부에서는 나트륨은 고혈압 등 성인병의 주요원인으로 이를 개선하기 위해, '나트륨 섭취량 저감화' 사업을 벌이고 있다. 소금 섭취만 줄이면 평균 수명 10년이 늘어나고, 13조 원에 달하는 돈을 아낄 수 있다고 홍보하고, 짜게 먹으면 고혈압과 비만의 원인이 되며 위암의 원인으로 지목되면서 저염식을 권고한다. 저염식이나 무염식에 가까울수록 좋은 것으로 잘못 인식되 극단적인 무염식을 하고 있는 분들이 많아지고 있으며 암환우분들은 소금을 먹으면 아예 큰일 나는 것으로 알고 있는 경우가 많다. 하지만 반드시 싱겁게만 먹어야한다는 강박관념에서 벗어날 필요가 있다. 무염식으로는 인간은 단 하루도 버틸 수 없음을 알아야 한다. 우리나라와는 반대로 일본에서는 천일염인 소금이 오히려 당뇨와 고혈압을 억제한다하여 매일 일정량의 천일염 섭취운동이 활발히 전개되고 있다.

소금은 오래된 것일수록 상품으로 인정을 받는다. 그 이유는 소금 속에는 약간의 비소(AS)가 함유되어 있는데 흔히, 이를 간수라 한다. 간수물은 오래 보관하는 동안 저절로 빠지게 된다. 비소는 독성이 있는 중금속이며 열에 약하다. 열로 가열하면 유기물과 비소가 제거되고 천연 미네랄만 남는 양질의 천일염이 되니, 소금을 구워 먹었던 으리 조상들의 지혜라 할 수 있다. 뿐 만 아니라 소금은 높은 온도로 가열하면 항산화작용이 강해지니 소금을 그냥 굽지 않고 대나무에 넣어 죽염을 만들어 사용한 우리 조상들의 지혜가 존경스럽기까지 하다.

음식을 무조건 짜게 먹자는 것이 아니다. 또한 너무 싱겁게 먹는 것도 바람직하지 않다. 적당한 양의 천일염을 먹고 인공 소금인 염화나트륨 섭취를 줄이자는 뜻이다. 가공된 음식 특히, 라면과 같은 것에 들어있는 나트륨 함량은 철저히 규제되어야 한다.

얼마 전 까지만 하더라도 천일염은 식품첨가물에 들어갈 수가 없고 정제염만 첨가물로 인정되었는데 2012년에 이런 규제가 풀려 천일염도 첨가물로 사용할 수 있게 되었다니 다행스러운 일이다.

죽염에 대해 좀 더 알아보자

죽염은 목화토금수 오행이 다 들어있다. 소금은 물에서 기원하니 수에 해당하고, 바닷물을 햇볕으로 증발시켜 고체로 만드니 물속의 불이란 이런 경우의 의미이다. 그 고체를 성질이 차가운 대나무(목)에 넣고 그 입구를 황토로 막고(토) 다시 열을 가해 굽기를 9번하여 가장 뜨거운 물질(화)로 만든다. 마지막 아홉 번째 구울때는 쇠솥(금)에 1400도의 온도로 용융하여 구워낸 것이 아홉 번 구운 죽염이다. 그래서 죽염은 소금으로서만 의미를 갖는 것이 아니라 치료제로 사용되기도 한다. 죽염 치약이 유행한 적이 있다. 소금은 강력한 항균작용이 있으니, 치약이 없던 예전엔 소금으로 양치를 하였는데 충치가 없었던 것이 이해가 간다. 염도가 높은 소금물엔 곰팡이가 썩지 않는 이유도 강력한 살균효과가 있기 때문이다.

날 것과 생것을 싱겁게 먹는 일본인은 장염과 이질이 많다. 성질이 차가운 음식은 위의 기능을 냉하게 하기 때문에 설사를 유발하거나 장기능이 떨어지기 쉽기 때문에 일본인은 천일염만 섭취해도 건강해질 수 있는 것이다.

암의 원인 중에는 효소나 비타민, 각종 미네랄의 부족인 경우도 있다. 단백질, 지방, 탄수화물은 인체에 축적되더라도 인체에 특별한 해를 가하지 않지만 인위적으로 만들어진 비타민이나 미네랄 등은 과하게 섭취하면 오히려 과잉증을 일으켜 종양이나 낭종을 만든다.

화학비타민과 미네랄은 문제가 될 수 있지만 천연상태, 자연 그대로의 미네랄은 인체에 촉매와 같은 역할을 한다. 천일염은 바닷물을 그대로 증발시킨 것이므로 천연상태의 미네랄과 각종무기물을 함유하고 있지만 정제된 소금에 들어있는 나트륨은 교감신경을 자극하여 혈관을 수축시키고 마음을 흥분시키는 작용을 한다. 전체식품을 먹어야 건강에 좋다. 소금도 정제하지 않은 천일염상태의 것은 부교감신경을 자극하는 칼륨이나 마그네슘, 칼슘과 같은 미네랄이 들어 있으니 극단적인 저염식은 인체에 도움이 안된다.

암을 비롯한 각종 질환들은 활성산소에 의한 산화력 때문에 발생한다. 색깔있는 채소나 과일이 항산화작용이 가장 많다고 한다. 죽염은 파이토케미칼 채소나 과일보다 몇배가 강한 환원력을 가지고 있음이 과학적으로 증명되었다. 녹슨 못을 정제염과 죽염에 넣어보면 정제염의 물은 혼탁하지만 죽염에 넣은 못은 녹슨 부분이 깨끗해 진다. 산화된 것이 다시 환원된 것이다. 지금까지 조사한 식품들 중에서 최대의 환원력을 지닌 환원물질은 죽염이다.

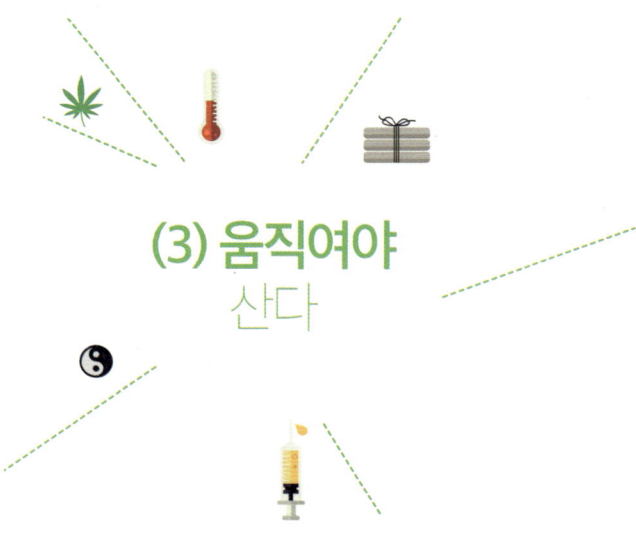

(3) 움직여야 산다

운동으로 암을 이겨낸다

  암세포는 정상세포가 포도당 1개를 사용해 만드는 에너지를 18배를 사용해야하는 비효율적인 에너지 대사를 하기 때문에, 암세포는 포도당을 탐욕스럽게 먹는다는 것은 잘 알려진 과학적 사실이다.

  암치료를 하면서 경과를 보는 진단법이 PET인데 PET의 원리를 보면 암의 발생과 치료에 대한 힌트를 찾을 수 있다. PET의 원리는 방사선 동위원소에 포도당의 일종인 의약품 F-18-FDG를 인체에 주입하면 암세포가 제일 먼저 주입된 포도당을 가져다 사용한다. 몸 안에서 포도당 대사가 항진된 부위 즉 암덩어리에 포도당이 많이 모이게 되는데 포도당내에 실어진 양전자가 보내는 신호를 3차원 영상으로 인체의 생리, 화학적, 기능적 부분을 나타내는 PET원리다.   PET를 찍을 때 움직이면 포도당은 건강한 미토콘드리아로 들어가 정상적인 당 대사를 하게 되기 때문에 PET를 찍을 때는 움직이지 않아야 한다. 그리고 2mm이하는 혈관을 통해 영양공급을 받지 않아도 되기 때문에 2mm이하의 암은 PET검사로도 찾아 낼 수가 없다. 다른 곳보다 포도당의 소비가 과도하게 나타내는 부분이 있다면 그 부분이 암일 가능성이 높다. 우리가 먹는 음식은 결국 포도당으로 분해되고 운동을 하지 않고 누워만 있다면 아마도 암세포가 가장 좋아할 것이다. 왜냐하면 암세포의 먹이감을 독차지 할 수 있을테니까.

당뇨병 연구가들에 의하면 인슐린 증가와 IGF(Insulin-like Growth Factor)는 각종 염증과 암세포의 증식을 직간접으로 자극한다고 한다. 네델란드의 캐롤린스키 연구소의 발표에 의하면 약 8만명의 성인남녀를 상대로 평소 섭취하는 음식과 췌장암의 발병율에 대해 평소 탄산음료와 설탕이 많이 들어있는 음식을 많이 먹는 그룹이 그렇지 않은 그룹에 비해 두 배 가까이 높은 것으로 조사됐다.

혈당은 운동을 하면 정상적인 대사과정을 통해 조절할 수 있다. 당뇨병 치료에 운동이 필수적인 것처럼 암치료에서 암세포가 가장 좋아하는 혈중 포도당을 낮추어 주어야 한다.

"누우면 죽고 걸으면 산다"는 암 치료의 명언이 있다. 아마도 이러한 원리를 알고 생긴 명언이 아닐까?

운동 · 즐거운 생활하면 암도 치유

암의 정확한 원인이 규명되지 않았지만 암의 절반 정도에서 'P53 유전자'에 문제가 생기거나 제 기능을 하지 못하고 있으며 기능이 제대로 되면 암이 억제된다는 공통점이 발견돼 'P53 유전자'를 암 억제 유전자라 한다. 암 연구자들은 P53유전자의 연구를 위해 막대한 자금을 쏟아 붓고 있는 가운데 P53유전자를 작동시키거나 기능을 멈추게 하는 새로운 핌트(PIMT)효소를 찾는 데 성공했다. 핌트(PIMT)효소가 P53유전자의 기능에 대한 스위치 역할을 한다. 세포 내에 있다가 P53유전자에 메틸기(CH3)를 붙여 작동을 멈추게 하거나 떨어져나가 다시 작동을 하게 한다. P53유전자는 암억제 유전자로 면역세포들과 함께 우리 몸에 있는 그 어떤 항암제보다 강력하고 부작용이 없는 자연항암제다. 하지만 핌트에 의해 메틸화 되면 작동이 멈춰 결국 암세포를 물리칠 우군을 잃게 된다. 성균관대 한정환 연구팀에 따르면 폐암과 유방암 환자의 핌트 발현 정도에 따라 생존율이 크게 달라지는 사실을 확인했다. 핌트가 많이 발현되는 환자는 적게 발현되는 환자에 비해 6개월 생존율이 20%포인트 정도 낮은 것으로 나타났으며, 특히 악성일수록 핌트 발현 정도가 높은 것으로 확인됐다.

핌트에 의한 메틸화과정은 P53유전자에만 일어나는 현상이 아니다. 우리 몸은 세포로 이루어져 있으며, 세포핵에 있는 염색체의 유전자에 의해 작동되어진다. 유전자 DNA 내부에 있는 일부 염기에도 메틸화과정이 있다. 유전자에 메틸기가 달라 붙게되면 유전자의 작동을 멈추게 하는 스위치 역할을 하고 있는 것이다. 유전자의 메틸화는 어떤 경우에 잘 일어나는 현상일까? 그 원인을 알게 된다면 꺼진 유전자를 다시 켤 수 있는 열쇠를 찾고 암을 비롯한 각종 질환을 치료할 수 있는 답을 찾을 수 있을 것이다.

사람은 환경의 영향을 매우 많이 받고 살며, 암을 비롯한 각종 질환은 삶의 결과물이다. 결국 어떻게 살아왔느냐, 어떤 환경에서 살았느냐가 유전자의 메틸화나 유전자의 변형의 결정적 역할을 한다. 얼마 전 TV에서 일란성 쌍둥이인 일본인이 한 명은 위암으로 수술을 하고 또 한명은 건강하게 사는 모습이 나왔다. 일란성 쌍둥이의 경우 유전적으로 같은 세포에서 출발하기 때문에 유전자 구조가 태어날 때는 거의 일치한다. 얼마 전까지만 해도 한번 가지고 태어난 유전자는 변하지 않는다고 믿고 있었으며, 인간은 유전자에 의해 모든 것이 결정된다고 믿었지만 최근 그렇지 않다는 것이 밝혀지고 있다. 유전적으로 암에 걸리기 쉬운 유전자를 가지고 태어난다 해도 관리를 잘하고 좋은 환경이나 좋은 음식, 좋은 생각들로 생활을 한다면 암의 발생을 낮출 수 있다.

메틸화에 의해 유전자가 작동하거나 작동하지 않는다면 메틸화 과정을 제거하는 방법이 유전자를 켜거나 질병치료에 중요한 열쇠가 될 것이다. 그렇다면 어떤 것이 메틸화를 풀 수 있는 것일까. 운동은 단순히 체중을 줄이거나 근력을 강화시키는 것뿐 만 아니라 유전자의 메틸기를 제거시키는 연구 결과가 스톡홀름의 카롤린 연구소의 줄린 지에라스(Juleen Zierath) 연구팀에 의해 세포 대사학지에 실렸다.

건강한 젊은 성인을 자전거를 타게 한 후 허벅지 근육에 대한 생체조직 검사를 시행했는데 실험 결과 유전자의 메틸화 상태 변화를 관찰했다. 메탈기가 제거되는 양은 운동의 강도에 따라 달랐으며 자전거를 가장 열심히 탄 사람의 메틸기가 가장 적었다. 유전자의 특정 지점에서 메틸기의 존재 유무에 따라 유전자의 발현에 영향을 주며, 각종 암을 유발하는 인자로 건강에 매우 유해한 상태를 의미한다.

운동이 암 뿐 아니라 당뇨나 각종 성인병치료에 도움을 준다는 사실은 알려져 있지만 운동을 하면 암도 치료할 수 있다는 메카니즘을 충분히 설명하고 있다. 연구 책임자인 줄린 지에라스 박사는 "운동이 당과 지방 대사를 증가시키는 것을 포함, 근육 내 변화를 유발한다는 것은 이미 잘 알려져 있지만 이번 연구 결과 메틸화 변화가 맨 먼저 발생되는 것으로 확인됐다"며 "근육은 쓰지 않으면 사라지는데 운동을 하면 DNA에 변화가 일어나서 근육을 새로 만들고 강화하게 된다. 운동은 약이기 때문에 우리들의 근육은 실제로 변경 가능하다"고 말했다.

메틸기가 유전자에서 어떻게 제거 되는지에 대한 정확한 메커니즘은 아직 밝혀지지 않았고 유전자에서 메틸기가 없어지게 하는 효소를 밝혀낸 것도 불과 일 년 전의 일로 이러한 연구는 아직 초기 단계다. 그러나 명확한 것은 운동이나 명상, 좋은 음식, 즐거운 생각을 하거나 긍정적이며, 몸이 안정되거나 즐거움을 줄 때 메틸기가 제거된다는 것이니 암 치료의 해답이 서서히 풀릴 것이다.

제2장
보완대체의학으로 암을 치료한다

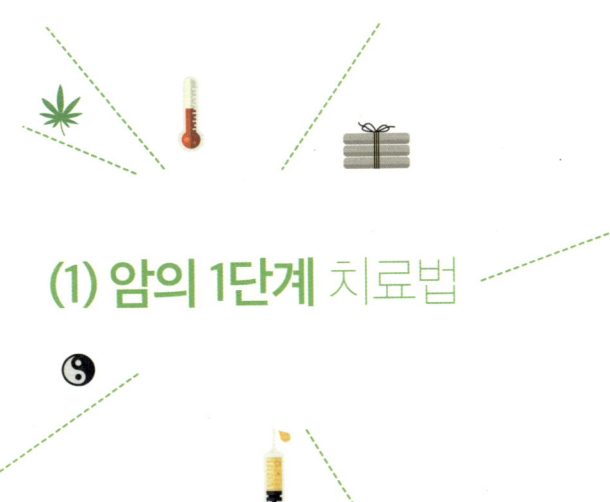

(1) 암의 1단계 치료법

활성산소와 암

　암세포는 정상세포가 유전자 변형이 돼 발생하며, 암세포를 만드는 유전자변형의 주범은 활성산소라 지목되고 있다.
　암을 치료하는 가장 중요한 핵심은 활성산소를 줄여주는 것이다.

유전자 변형의 원흉 활성산소의 작용
· 세포막의 파괴 - 노화 현상 · 유전자의 변형 · 염증 반응 유발

앞에서도 살펴보았지만 활성산소를 제거하는 방법은 항산화작용이 강한 음식이나 효소같은 음식으로 활성산소를 제거하는 방법과 인체에서 활성산소를 제거하는 능력을 향상시키는 방법이 있는데, 이 두 가지 방법을 병용하는 것이 효과적이다.

활성산소는 각종 오염물질과 발암물질에 의해 발생하기도 하지만 스트레스나 과로 잘못된 식사습관 그리고 먹지 않아야 될 음식을 섭취할 때도 그 발생량이 증가된다.

그 뿐 만 아니라 인체의 정상적인 대사과정에서도 활성산소는 발생되고 있다. 마치, 차량이 휘발류를 태우고 이산화탄소와 매연을 발생하는 것처럼 인체도 에너지를 발생할 때 활성산소가 발생한다. 하지만 인체내에는 활성산소를 제거해주는 곳이 있다. 그 곳이 간이다. 간이 피곤한 상태가 되면 과음을 한 후 해독이 잘 되지 않는 이유도 여기에 있다.

알콜은 산화되어 아세트알데이드가 된다. 이를 다시 환원시키는 작용을 간에서 하는데 간의 이런 작용이 SOD(Super Oxide Dystorier)라는 물질에 의해 이루어진다.

잘못된 생활습관은 자율신경계의 교감신경을 자극해 활성산소를 많이 배출하게 한다.

암은 난치병이지 불치병은 아니다. 왜냐하면 암을 극복한 사람들이 있기 때문이다.

얼마 전 모 방송국의 '산에서 암을 치료한 사람들'이란 다큐에서 말기 암 환우들이 산속 전원생활로 말기 암을 극복한 환우들이 한둘이 아니었다.

스트레스가 없고 오염되지 않은 깨끗한 산속 생활과 직접 키운 산나물이나 약초들이 암을 이길 수 있었던 가장 강력한 항암제 역할을 한 것이다. 이러한 전원생활은 암세포가 가장 싫어하는 환경이며 활성산소가 발생되지 않는 최적의 조건이다.

암을 치료하기 위해선 활성산소를 줄이는 것이 중요한 문제로 대두되고 있다. 이 장에서는 활성산소를 제거하는 치료법을 소개했다.

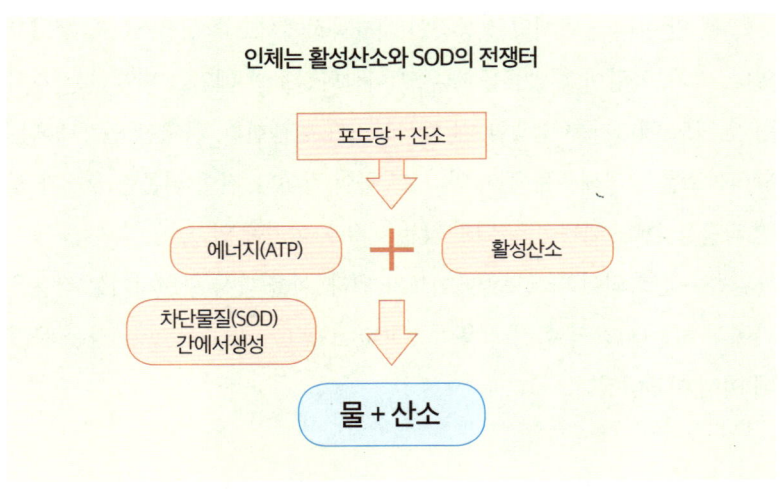

활성산소가 많아지는 조건

1. 잘못된 음식과 식습관
2. 대장, 간, 신장의 해독기능 저하
3. 산소부족과 수소이온농도 증가(산성체질)
4. 운동부족
5. 정신적 스트레스
6. 각종 공해물질

1) 비타민C요법
메가비타민요법

비타민C요법은 면역력을 증강시키고 활성산소를 제거하는 효과적인 요법이며 부작용이 없어 암환우들이 많이 선호하는 치료. 노벨상을 수상한 미국의 폴링 박사는 암세포는 히알루로니다제를 분비하여 암 세포를 퍼지게 하는데 비타민C는 이를 억제하는 작용이 있다는 것을 밝혀내고 고용량의 비타민C가 암 세포의 확산을 저지한다는 이론을 확립하고 탄생한 것이 '비타민C 고용량 항암요법'이다. 10g이상의 비타민을 메가비타민이라하는데, 암 환자 치료에 사용할 때는 10~100g양을 주사하는데, 경구 복용량이 보통 0.5~1g 정도인 것을 감안하면 수십~수백배의 양을 주사로 투여하여 암을 치료한다.

비타민C요법은 1940년대부터 암치료에 사용해오다 1980년대 초반 폴링과 유안카메론 박사에 의해 학술지에 비타민C 효과를 학술지에 실으면서 관심을 갖다 메이요크리닉의 모텔박사가 말기암 치료에 사용해 효과가 없는 결과를 발표하면서 의미 없는 치료로 간주되었지만, 이 임상시험은 주사제가 아닌 경구용(입으로 복용)으로 시험을 했으나 1994년 휴리오단 박사는 경구용이 아닌 주사제만이 항암효과가 있음을 밝혀냈다. 비타민C는 아무리 많은 양을 복용한다해도 흡수되지 않고 배설되기 때문에 혈중 농도가 올라가지 않지만 주사로 투여할 때만 혈중 농도가 올라간다는 것을 마크레빈 박사가 2004년 증명했다.

비타민C의 기능에 대해 데이빗 그레그 박사는 '근본적으로, 비타민C는 혈액에 녹아 폐에 운반되어 거기에서 산화된다. 그 다음 세포로 운반되어 미토콘드리아로 퍼지고, 그의 산화력을 전달하여 호흡사슬의 기능을 강화하여 에너지발생장치가 잘 돌아가게 한다.' 라고 하였고 1995년 몇 명의 의사들은 비타민C가 암세포에게만 선택적으로 독성을 나타낸다고 발표하였는데, 정상세포는 해를 끼치지 않고, 암세포만 선택적으로 죽인다는 것이다.

고스 박사와 리트만 박사는 '인간 조직세포에서의 비타민C'라는 논문에서 (Cancer Research Vol.8.1948) 암이 4.5mg%농도 이하의 비타민C 조건의 장기에서 어떻게 암이 가장 빈번하게 발생하는가? 그리고 그 이상의 농도에서는 성장을 잘 안하는가에 관하여 설명하였다. 흔히 상처가 나면 바르면 거품이 나는 소독약이 바로 과산화수소인데 상처의 세균을 제거해주는 역할을 한다. 2005년 9월에 발표된 마크레빈 박사의 연구결과에 의하면 다량의 비타민C 정맥주사는 암세포내의 과산화수소 농도를 증가시키며, 그 과산화수소는 암세포를 제거한다고 하였다.

비타민C의 작용은 암 세포에는 활성산소로 작용하여 직접 암세포를 파괴하고, 정상 세포에는 항산화제로 작용하여 세포를 보호하는 효과가 있으면서 약물 자체의 독성이나 부작용이 거의 없는 것이 장점이다. 이 외에도 비타민C는 콜라겐을 만드는데 필수 성분으로 콜라겐은 몸 안의 세포들을 서로 붙잡고 있는 단백질로 벽의 벽돌과 벽들을 단단히 잡아주는 시멘트와 같은 역할을 하기 때문에 콜라겐이 풍부하다면 세포와 세포 사이를 단단하게 막아주기 때문에 암 세포의 성장을 막아주는 효과가 있다.

앞에서도 잠깐 언급했지만 암세포들은 '히알루로니다아제'라는 효소를 분비하여 암을 성장하게 하는데 이 물질이 콜라겐을 없애고 방어막을 뚫고 다른 장소로 퍼져나가게 한다.

마티아스 라스(Matthias Rath) 박사는 '히알루로니다아제' 효소를 막아주는 아미노산 L-라이신, L-프롤린, EGCG(녹차에서 발견되는 폴리페놀 카테킨) 등의 4가지 성분과 콜라겐을 만들어주는 비타민C와 함께 섭취를 하면 히알루로니다아제 효소를 효과적으로 막아주는 것을 증명하였다.

대량의 비타민C를 효과적으로 시술하는 것은 정맥주사(IVC)가 최고의 방법이기 때문에 가정에서는 혼자 할 수 없고 의사의 감독하에 하여야한다.

* 메가비타민의 효과와 기능
1. 항산화작용으로 활성산소를 제거한다.
2. 과산화수소를 만들어 암세포의 괴사를 유도한다.
3. 콜라겐을 합성해 암세포의 전이를 막아준다.
4. 림프구와 인터페론을 생성하여 면역력을 증강한다.

***메가비타민 치료 스케줄**

1.말기암이나 더 이상 항암치료 방법이 없는 환자

1주차 : 하루 10g 주2회

2주차 : 하루 20g 주2회

3주차 : 하루 40g 주2회

4주차 : 하루 60g 주2회

5주 이후 하루 몸무게*1.5g 주2회

주사를 맞지 않는 날에도 하루 4g의 비타민C복용

2.항암치료를 받는 환자

항암 부작용을 개선하고 일부 항암제의 효과를 극대화 : 비타민C가 항암제 작용을 감소하거나 저해한다는 이야기가 있으나 아직 그런 보고는 없으며 항암제 탁솔의 부작용을 감소시키고 효과를 증가시킨다는 내용이 논문으로 증명된 것이 있다.

하루 30g 주2회

3.암치료가 끝나거나 암환자 가족이 예방목적으로 하는 경우

1주차 : 하루 10g 주2-3회

2주차 : 하루 20g 주2-3회

3주차 : 하루 30g 주2-3회

| 말기 폐암 환자 | 고용량 비타민 C 요법 |

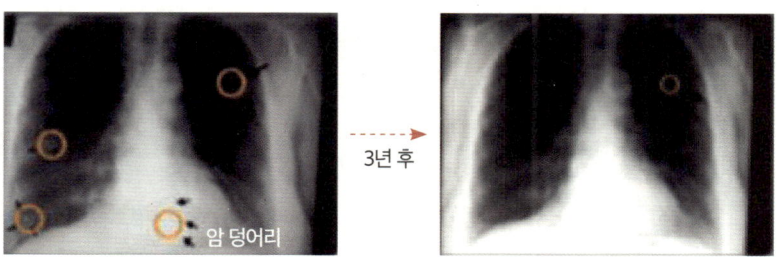

3년 후

암 덩어리

2) 셀레나제 요법

원소기호 34번 셀레늄은 Se(라틴어: Selenium)으로 미네랄 중에서 특히 셀레늄은 암 환자들에게 흔히 결핍되기 쉬운 미네랄로 강력한 항산화 작용과 암 증식 억제 작용, 항암치료 부작용 완화, 면역기능 강화, 독성물질 해독, 피로개선 등의 효과가 있어서 암 치료에 사용되는 미네랄이다.

셀레늄의 가장 대표적인 효능은 항산화 작용이다. 앞에서도 살펴보았지만 활성산소는 인체 내에서 노화를 촉진하고 유전자변형을 일으키는 원인 물질로 항산화작용이란 활성산소를 제거해주는 기능을 말하며, 셀레늄의 항산화 작용은 천연비타민E 보다는 1,970배, 합성비타민E 보다는 2,940배나 된다.

인체 내에서 피부노화를 억제하고, 아토피성 피부염, 여드름, 염증, 습진,

건선 등의 피부질환에도 탁월한 효과가 있어 피부의 보약으로 통하며, 전립선암, 대장암, 폐암, 간암, 위암, 유방암 등 다양한 암의 예방효과가 있는 것으로 알려져 있다.

1996년 클라크 박사는 미국의학협회지(JAMA)에 매일 200μg의 셀레늄을 복용할 경우 전립선암 발생률이 63%, 대장암은 58%, 폐암은 46%씩 낮아지고, 이들 암 외에 다른 암의 발생률도 37% 가까이 감소된 것으로 조사됐다. 이외에도 면역기능 및 성기능 향상, 간경화증 예방, 관절염, 고혈압, 당뇨병, 심장병 등의 다양한 성인병 예방효과와 중금속 중독의 해독작용이 있다.

셀레늄은 육류, 어패류, 도정되지 않은 곡물에도 많이 포함되어 있고, 생선이나 해산물 등에도 풍부하게 들어 있으나 가열하면 항산화 성분이 없어지므로 가열하지 않은 생선이나 해산물이 유익하다 볼수 있고, 채소 중에서는 무, 양파, 배추, 브로콜리 등이 셀레늄 함량이 높고 그 밖에 셀레늄 함량이 많은 순서로 보면 돼지콩팥, 소콩팥, 버터, 소맥배아, 굴, 우유, 새우, 현미, 대구, 광어, 마늘 등이다.

비타민C는 셀레늄의 암 예방 효과를 저하시키기 때문에 비타민C를 같이 복용하지 않는 것이 좋다.

3) 해독요법 디톡스요법

질병이나 암의 원인 중 하나는 체내 독소다. 해독이나 배설되지 않고 몸에 잔류한 독소는 피를 더럽게 만들고 산소공급을 줄이고 유전자 변형의 주범인 활성산소와 수소 이온 농도가 증가돼 우리 몸이 산성화되고 면역체계가 무너져 결국 각종 염증질환이나 암과 같은 질병을 유발하게 된다. 통계에 의하면 우리 몸의 25%인 10kg이상이 쓸 데 없는 노폐물로 이루어져 있고 우리가 먹는 2/3이상을 우리가 먹은 음식을 해독하는 데 사용하고 있다.

잘못된 식습관은 노폐물을 증가시키는 요인이 되며, 해독을 주로 주관하는 장기능이나 간과 신장의 기능을 떨어뜨려 노폐물이 증가하는 악순환이 거듭된다.

풍요롭지 못하게 생활했던 부모님 세대는 못 먹고 부족해서 오는 질병이 많았지만, 요즘엔 너무 많이 먹고, 먹지 않아야 할 음식인 햄버거와 탄산음료와 같은 패스트푸드를 함부로 섭취하면서 그 독소로 인해 혈액이 탁해져 발생하는 질환이 증가하고 있다.

　건강에 대한 관심이 높아지면서 웰빙 생활과 먹는 음식이나 유기농음식에 대한 관심이 높아지고 있지만 정작 도시생활과 서구문화에 익숙해진 현대인들은 인스턴트 음식에서 자유롭지 못한 생활을 하고 있다. 포장돼 판매되는 거의 모든 식품들이 돈벌이에 관심을 둘 뿐 안심하고 먹을 수 있는 먹거리가 없다는 것이 우리의 현실이다.

　최근 청소년들과 어린이들에게 아토피를 비롯한 비만질환이나 각종 면역질환이 증가추세에 있는데, 어느 아이들의 엄마는 '차라리 아이를 굶겨라!'라는 책을 집필하여 아이들이 먹는 음식과 기호식품이 얼마나 많은 문제점을 가지고 있으며 건강에 영향을 주는지 경각심을 일깨워 주었다. 우리가 먹는 음식 뿐 만 아니다. 우리가 호흡하고 마시는 공기와 물이 오염되어 있고, 심지어 입는 옷을 비롯한 각종 물건들에 유해 화학물질이 포함돼 있다.

　이 독성 물질이 우리 몸에 들어와 해독이 되지 않고 남게 되어 혈액을 탁하게 하고 결국 세포와 조직을 자극하거나 전신기능을 방해하여 암을 비롯한 각종 질병을 유발시키는 것이다.

　오염되지 않았던 시대의 의학자인 히포크라테스도 인도의 전통의학 아유르베다 그리고 한의학에서도 치료의 중심개념으로 해독이 들어가 있는데 오염되지 않았던 시대에도 외부 독소의 문제는 지금처럼 심하지 않았겠지만 인체의 질병원인을 내부 독소의 문제로 접근하고 해독의 중요성을 인식 했던 것이다. 각종 환경오염과 독성물질에 노출된 현대인의 건강은 해독에 의해 좌우될 것이다.

난치성 질환은 대부분은 몸에 무언가
부족해서 생기기 보다, 인체에 흡수돼
제거되지 않는 다양한 독소들에 의해 발생

건강한 삶과 질병을
치료하는 최고의
치료와 예방은?

해독과 공해독 제거

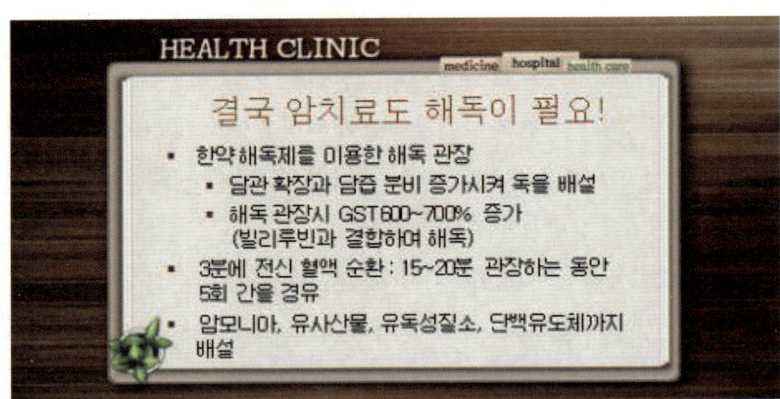

4) 거슨요법

막스 거슨은 독일 주립병원 결핵과장을 지낸 의사로 평소 편두통이 심했는데, 어떤 약을 먹어도 통증을 치료할 수 없었다. 그런데 편두통은 젊은이들이 좋아하는 크림을 바른 생선이나 양념 소세지, 술, 소금 그리고 지방이 있는 고기들을 먹으면 더욱 심해지는 것에 착안하여 마지막이란 생각으로 식이요법에 매달렸고 그 후 얼마가 지나지 않아 편두통이 깨끗이 사라졌고, 나중에 그가 개인병원을 열었을 때 찾아오는 편두통 환자들에게 그가 효험을 본 식단을 처방하여 큰 효과를 보았다. 자신감을 얻은 거슨은 당시만 해도 마땅한 특효약이 없던 결핵치료에도 식이요법과 커피관장으로 많은 환자들을 치료했다. 결핵으로 사경을 헤매던 슈바이처 박사의 부인을 식이요법으로 치료한 것은 유명한 일화이기도 하다.

그리고 루푸스 피부결핵도 거슨 식단으로 깨끗하여졌다고 보고되었고, 결핵환자까지 치료했다는 소식을 듣고 유명한 폐 전문의사 퍼디난트 자우어브루흐 (Ferdinand sauerbruch) 박사를 뮌헨 결핵병동으로 초청하여 450명의 결핵환자에게 임상치료를 시행하도록 하였는데, 그 당시에 결핵은 불치병이었지만 놀랍게도 99.1%인 446명의 환자가 완전히 회복되었다고 보고 되었다. 그 후 제2차 세계대전이 발발하자 미국으로 이민을 가 이 요법으로 암 치료를 시도하였고, 당시로는 거의 기적에 가까운 52명의 말기 암 환자를 치료해냈지만 79세에 폐렴으로 사망하기까지 근거없는 치료법으로 암 환자를 현혹한다는 비판과 모함을 받았다.

막스 거슨은 사망한 환자의 부검을 통해 환자의 사망원인이 괴사된 암의 독소가 조직으로 흡수되 일어난 간성 혼수와 심한 중독 때문이라는 것을 알고 암이란 인체 내에 끊임없이 쌓이는 만성적인 독으로 신진대사의 정상적인 기능, 특히 간의 독소와 불균형된 영양의 2가지 문제의 결과라고 하였다. 현재 우리의 식단은 우리 몸에 충분한 영양소를 공급하지 못하며 너무 여러 가지 화학물질과 독소에 노출되어 있어 그 결과 암으로 발전한다는 것이다.

모든 질병의 원인이 되는 간의 독소는 결국 세포내에 있어야 할 칼륨대신 나트륨이 들어 차 있기 때문에 체내의 효소 활동이 떨어져 비롯된다고 보고 모든 질병치료는 완벽한 독소배설을 먼저 한 후 영양공급을 하는 순서로 치유체계를 만든 것이다. 모든 질병은 식생활이나 생활습관의 부조화에서 비롯되므로 엄격한 영양요법을 통해 혈액의 성질을 바꾸면 스스로 병을 치유하는 능력이 되살아나 병이 치유된다는 것이니, 암은 환자가 몸 안의 독소를 청소하고 적정한 영양소로써 면역시스템을 복구하면 회복될 수 있다고 믿었다.

　그래서 거슨은 암은 암세포가 집중되어 있는 부분만 집중 치료하는 것은 좋은 생각이 아니라고 믿었기 때문에 그의 저서 '암에 대한 견해'에서 "눈에 보이는 종양이 문제가 아니라 간 기능이 퇴화된 후 전신의 신진대사가 나빠졌을 때 발생하는 갖가지 손상이 더 큰 문제"라 말하고, 간과 암의 상관관계에 유의하면서 치료에 임했는데, 주로 간기능과 체액의 성질을 바꾸는데 주력한 것이다.

　우리 몸의 생명활동 그 자체를 대사작용이라 부를 수 있는데 숨을 쉬는 것도, 몸을 움직이는 것도, 음식물을 소화 흡수하는 것도, 노폐물 및 독소를 배출하는 것도 모두 대사와 관계가 있다. 모든 대사활동은 세포단위에서 이루어지고 있는데 효소작용이나 각종 호르몬이나 신경전달물질이 작용하는 모든 것들이 전해질에 의해 조절되고 있는데 칼슘, 마그네슘, 나트륨, 인의 4개 전해질이 서로 일정한 비율로 들어 있어 대사를 조절하고 있다. 이 일정배율의 균형이 무너지면 대사 이상을 일으켜 결국 질병을 일으켜 몸에 이상이 나타나게 된다.

　거슨 이론에 따르면 암세포는 세포 외에 있어야할 나트륨이 세포 안에 너무 많이 들어오고 세포 내에 있어야할 칼륨이 세포 외로 나온 일종의 부종 상태에 있다는 것이다. 수 많은 대사작용이 복잡하지만 그 대사작용을 정상으로 이끌어 가는 것이 비타민이나 미네랄과 같은 영양소가 담당하고 있으니 효소나 비타민, 미네랄의 부족은 대사 장해를 일으킬 확률을 높이게 된다. 다시 말하면 거슨 박사는 암은 독소나 영양 장해처럼 대사장해가 가져오는 병이라고 생각한 것은 현대 분자영양학의 이론과 같으며, 앞에서 살펴보았지만 고용량비타민요법을 창시하고 노벨상을 두 번이나 수상한 폴링박사의 요법도 같은 맥락이라고 보면되고 각종 미네랄 요법도 거슨의 이론과 같다고 보면 된다.

거슨요법은 지금도 많은 비판을 받고 있기도 하지만 이 치료법을 하고 말기암을 극복한 많은 생존자들의 증언이 이어지고 있다는 점을 생각해 보면 관심을 가져야하는데, 최근 미국암협회가 추천하는 암 식단을 보면 탄수화물과 지방을 적게 먹고, 녹황색 채소와 과일을 자주 먹을 것 등인데 이는 거슨이 주장하는 바와 유사하다는 점에서 많은 연구와 관심이 필요하다.

* 암치료에 도움이 되는 거슨식 식이요법의 원칙
1. 독소제거 : 하루에도 수차례의 커피 관장, 여러가지 항산화제인 녹즙, 송아지 간주스, 당근 주스 등으로 독소제거
2. 신진대사 활성화 : 비타민, 미네랄, 갑상연골, 췌장 효소제 등을 사용해 장기의 신진대사 촉진
3. 산화된 조직복원(항상산화작용)
하루 녹즙4잔, 당근쥬스 5잔, 오렌지주스 한잔, 고른 암 식사, 췌장효소제, 칼륨제, 나이아신 정제, 로얄제리, 비타민 B12, 송아지 생간 주스, 무염식으로 활성산소제거

5) 간 췌장 해독요법

1. 췌장효소

췌장효소는 거슨 식이요법에서 필수적인데, 그 이유는 암을 덮고 있는 단백질은 면역세포인 NK세포가 암세포임을 알아 채지 못하게 위장막 같은 역할을 하는데, 췌장효소는 암 덩어리의 표면을 덮고 있는 단백질을 녹이는 역할을 하기 때문에 암을 치료하기 위해서는 췌장효소가 필요하다. 저용량 항암제치료에 인슐린과 같은 췌장 호르몬을 같이 사용하게 되면 암을 덮고 있는 위장막을 걷어내는 역할을 하기 때문에 소량의 항암제로도 효과를 볼 수 있는 이유이다.

췌장이 정상작동을 한다면 그리고 만약 췌장효소가 충분하다면 암의 진행속도를 줄이거나 진행을 멈출 수 있다. 거슨 식이요법은 과다한 단백질 섭취는 암을 덮고 있는 단백질을 제공할 수 있으므로 과도한 단백질 섭취는 암을 유발할 수 있다는 원칙을 확고하게 견지하고 있다. 고기 중에는 단백질 독소, 즉 암을 유발하는 아미드가 생기기도 하는데 캘리포니아 대학의 연구에 의하면 일주일에 핫도그 3개 이상을 먹는 아이들은 백혈병이나 뇌종양에 걸릴 확률이 10배가 된다고 한다. 서구화된 육식문화는 암이나 심장병 걸릴 확률이 대단히 높다는 사실이 여러 연구에 의해 밝혀졌는데 '고기든 뭐든 무조건 잘 먹기만 하라'는 식의 충언은 잘못된 것이라 말할 수 있다.

2. 간 해독

과도한 단백질을 피하라는 또 다른 이유는 우리 몸은 단백질을 조금만 축적하는 경향이 있어서 우리의 신장과 간은 단백질을 제거하는 기능을 하고 있다. 그래서 단백질을 많이 먹으면 신장과 간은 그것을 배설하기 위하여 일을 많이 해야하고 과부하가 걸리게 된다.

회식이나 외식 때 고기를 먹고 다음 날 변을 보면 평소보다 변냄새가 지독할 것이다. 그 건 독소 때문인데 그 독소가 인체에 남아있다면 끔찍한 일이 될 것이다.

간 기능의 저하와 암의 성장과 진행이 비례하는 것을 보고 그는 단식을 반대하고 그 대신 매일 아침 신선한 쥬스로 막대한 영양소와 미네랄, 효소 그리고 비타민을 섭취해 신장을 씻어 내야 한다고 주장한다. 몸에 좋은 영양소는 세포속으로 흡수되고, 세포 속의 독소는 혈관내로 배출되며, 이 독소를 간이 걸러내는데, 간의 해독기능을 향상시킬 수 있는 방법은 담즙관을 여는 것인데 그 유일한 방법으로 커피관장을 이용했다.

(2) 암의 2단계 치료법
면역세포 NK세포의 기능을 높여라

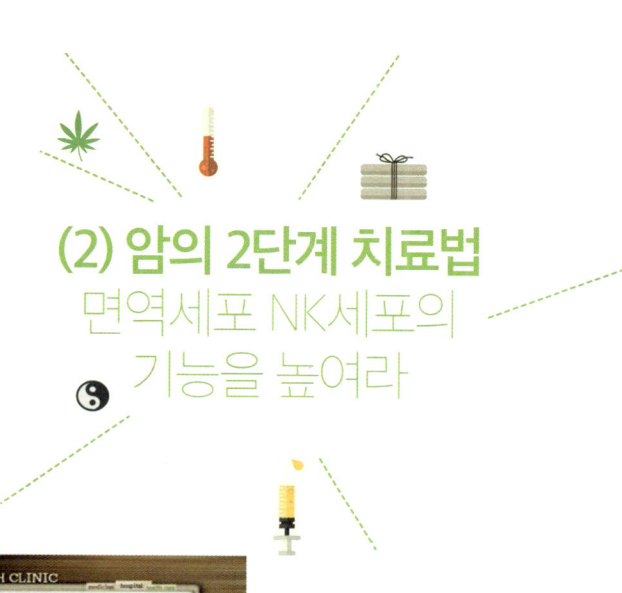

NK세포는 원료물질을 제공해 면역력을 높인다. 면역치료 중 면역력을 향상시키기 위한 요법은 자닥신과 헤리 주사요법이 있다. 이 두가지 주사요법은 생산하는 제약회사만 다를 뿐 성분이나 효과는 같다. 이 주사액은 싸이모신 알파(thymosin α)라는 물질인데 NK세포를 만드는 원료물질이라 생각하면 이해하기 쉽고, 이 물질은 면역을 담당하는 흉선에서 추출한 것을 했으며, 흉선의 여러 물질 중 가장 강한 면역조절 작용을 갖고 있지만 건강한 사람에게도 극미량만 존재하기 때문에 이 물질을 배양해서 인체에 주입하면 면역력이 점진적으로 강화되는 것은 물론 면역조절 기능으로 암환자의 호전 효과를 기대할 수 있으면서 특별한 부작용 없이 타약과 병용이 가능하다는 것이 장점이다.

1) 미슬토 요법
Mistletoe Therapy

미슬토요법이나 압노바요법은 나무에 붙어사는 겨우살이 기생식물로 지구상에는 1400여종의 겨우살이가 있는데, 겨우살이는 다른 버섯류와는 달리 광합성을 자체적으로 할 능력이 있어 숙주나무로부터 물과 미네랄만 공급받는다.

한의학에서는 특별히 뽕나무에서 기생하는 겨우살이는 상기생이라하며 다른 나무의 겨우살이는 곡기생이라는 약재로 불리고 있으며, 학명은 Viscum album L.이다.

미슬토 주사제는 1920년대에 개발되어 1960년대부터 유럽을 중심으로 본격적으로 암 치료에 사용되기 시작하여, 현재는 독일, 스위스, 오스트리아 등 유럽 500여 병원에서 암치료에 적용하고 있다.

미슬토 주사액의 주 성분은 미슬토렉틴, 비스코톡신, 소포, 다당류, 알칼로이드, 지질 등으로 이루어져 있으며, 효과가 검증되어 사용되는 숙주나무는 서양 물푸레나무, 사과나무, 떡갈나무, 전나무 등이다.

미슬토(압노바)주사액은 의사에 의해 처방되는 전문의약품으로 암의 치료와 수술 후 재발의 예방에 사용되지만, 복용시에는 그 성분이 소화기관에 의해 분해되어 불활성화 되기 때문에, 의약품으로 사용될 때는 주사액으로 주 2~3회 피하 주사로 투여하거나 암에 직접주입하는 형태로 투여되기도 한다. 큰 부작용은 거의 없지만, 가벼운 미열이나 몸살이 있을 수 있고, 피부가 뭉치거나 붓는 증상이 있는데, 이러한 증상은 정상적인 면역반응이다.

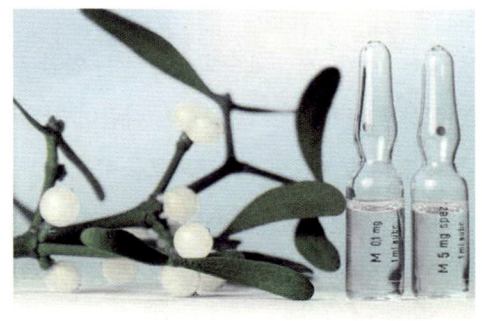

* 미슬토(압노바)요법의 효능

1. 암 세포를 사멸하고 증식을 억제하는 효과
주성분 중에 미슬토 렉틴은 암세포를 파괴하는 세포 독성 작용을 가지고 있으며, 비스코톡신은 암세포 벽을 파괴하여 암 세포를 사멸하는 작용을 한다.

2. 다양한 면역성분들은 T세포와 NK세포 등을 활성화하여 면역 상승 효과
수백여편의 임상 논문을 분석해보면 비교적 뚜렷한 삶의 질 개선효과가 입증되었으며, 항암치료 등과 결합하여 일부 암종에서 생존율 향상 등이 입증되었다.

2) 헤리주사 (자닥신주사)

암치료를 받는 암환우분들 중 암세포를 잡아먹는 자연살상세포! NK세포를 모르는 사람이 없을 것이다. 면역력을 향상시키는 주 목표도 어찌보면 이 NK세포를 증가시키는 것이다. 웃기 전과 웃고난 후 NK세포의 변화실험은 유명한 실험인데 이 NK세포는 백혈구의 일종인 T세포다. 흉선(Tymus)에서 만들어 지는 면역세포는 그 약자를 따서 T세포라하고 골수(Bone marrow)에서 만들어지는 면역세포는 B세포라 불리어진다. 헤리주사는 인체의 면역을 담당하는 흉선에서 생산되는 싸이모신알파1의 합성제제로 NK세포를 만드는 원료물질로 사람의 혈액 중에 극미량(1~2ng/ml)으로 존재하기 때문에 헤리주사를 통해 이 물질을 주입하면 T 림프구의 활성을 도와 NK세포 등의 면역세포를 증가 시킨다.

또한 면역조절 인자인 IL-2, 인터페론γ의 분비를 증가시켜 바이러스에 감염된 세포 및 암세포를 파괴하며, 각종 암 환자의 면역기능회복 및 항암치료 부작용에도 좋은 효과를 나타내고 있다.

헤리주사는 면역강화 효과가 있어 항암치료와 병행하면 더욱 효과적이며, 싸이모신알파1은 정상 체내에 존재하는 물질이기 때문에 특이한 부작용이 없는 안전한 약물로 실제 천 여명이 참여한 연구에서 임상적으로 유의한 부작용은 보고된바가 없다.

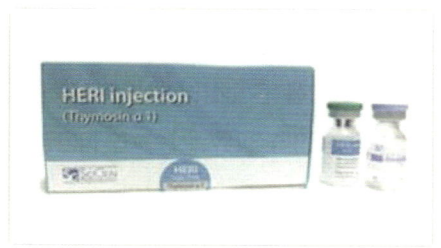

3) 암 온열치료
Hyrerthermia

한의학에서 치료하는 뜸의 기원은 불의 사용과 함께 하였다. 불의 사용과 함께 인류는 음식구조를 바꿈과 동시에 불로 추위를 없애고 피로를 풀어주며 불에 쪼이면 통증이 경감하는 과정에서 자연스레 뜸이 사용되었다. 서양에서의 온열치료의 역사를 보면 기원전 3000년 전 이집트의 하피루스가 유방암을 열로 치료한 기록이 있으며 기원전 400년에는 의학의 아버지로 불리는 그리스 의사인 히포크라테스는 약으로 치료할 수 없는 것은 수술로 치료하며, 수술로 치료할 수 없는 것은 열로 치료하며, 열로 치료할 수 없으면 치료가 불가능하다고 말할 정도로 온열치료의 중요성과 효과를 설명하였다.

한의학의 가장 오래된 의서인 황제내경에 보면 "병이 脈에서 생기면 뜸과 침으로 치료한다.[素問 血氣形志]" 하였고 "장이 차가워져 창만병이 발생할 경우는 쑥뜸으로 치료해야 한다. [素問 異法方宜論]"는 기록이 있다.

암으로 고생하는 환자들의 체온은 오르내림이 심하다. 36도 이하이거나 심하면 35도까지 내려가 있는 경우가 많다. 체열진단기로 촬영해 보면 암 부위가 유독 차갑게 나타나는 경우가 많다. 암 환자 뿐 만 아니라 내원하는 환자들을 보면 손발이 차고 아랫배가 차가운 체온이 36도 이하인 '저체온' 환자가 늘고 있다. 스트레스와 유해 환경에 노출되면서 우리의 몸속 평균 체온이 지난 50년 사이 약 1도 가량 떨어졌다고 한다. 우리 몸을 지켜주는 면역 체계는 체온과 밀접한 관계가 있다. 체온이 1도 떨어지면 면역력은 30% 떨어지고, 반대로 체온이 1도 올라가면 면역력은 5배 증가한다. 여기서 면역력이 증가했다는 말은 백혈구나 림프구의 수가 증가한 것도 있을 수 있겠지만, 하나의 백혈구가 가진 능력이 향상되었음을 뜻한다. 체온이 올라가면 혈액의 흐름이 좋아지고, 효소작용이 활발해진다. 혈액의 흐름이 원활하면 백혈구나 림프구의 흐름도 좋아져 같은 수의 백혈구나 림프구여도 능률이 향상된다.

감기는 면역반응의 좋은 예이다. 감기에 걸리면 열이 나는데, 해열제를 처방하는 것보다 반신욕을 하거나 몸을 따뜻하게 해서 땀을 빼는 게 더 빨리 낫게 하는 방법이다. 한의원에서 쓰는 감기약의 성분도 땀을 빼고 고추처럼 성질이 매운 약으로 같은 이론이다. 사람의 체온은 사람마다 조금씩 다르지만 36.5도가 평균이며 보다 활동적인 사람은 이보다 조금 높은 편이며 내성적이고 조용한 성격의 소유자는 이보다 조금 낮은 경우가 많다.
　보통 건강할 때보다 건강하지 않을 때 우리 체온은 평소보다 낮아진다.
　체온은 기초대사량과 관련이 깊은데 체온이 내려가는 것은 부교감신경이 우위에 있는 경우다. 요즘 아이들의 체온이 내려가고 있다고 하는데 이는 운동량은 줄고 책상에 앉아 있는 시간이 많거나 과잉보호가 원인이다. 체온이 내려가면 면역력이 떨어지는데 요즘 아이들에게 면역질환인 아토피나 알러지질환이 증가하게 되는 이유이다.

일본 가나자와대학 암센터 오카모토 하지메소장의 논문 '단독이나 면종을 일으키면 전이된 암도 치료된다'에서 말기 암 환자가 감염성질환에 걸려 고열을 앓고 난 후 암세포가 사라지는 예를 보고 했다. 감염된 전신의 열에 암세포가 견디지 못하고 암세포가 사멸한 것이다. 고열이 나면 암이 없어지는 사례 등에서도 알 수 있듯이 암세포는 다른 세포에 비해 열에 매우 취약하다. 이 점에 착안해 암을 열로 고치려는 요법이 뜸과 온열요법이다.

유럽에서는 한방의 뜸 요법을 착안해 고주파온열요법이라는 새로운 치료법을 개발해 암치료에 적극 활용해 왔다. 문제는 몸의 온도가 39.5도 이상으로 올라가면 암이 사멸할 가능성이 높아지지만 밖에서 열을 쬐어도 몸의 내부까지는 여간해서는 따뜻해지지 않는다는 것이다. 고열로 암세포를 제거할 수 있다지만 고열 자체가 체력을 매우 소모시키므로 체력이 저하되었을 땐 효과를 기대할 수 없다. 하지만 이러한 단점을 독일에서 개발한 제4세대 고주파 온열 암 치료기는 인체에 유용한 13.56㎒의 고주파가 암 조직만 선택적으로 43도까지 열을 가해 암 세포를 괴사 또는 자살사하도록 유도한다. 뿐만 아니라 체온을 38~43도로 인체 깊숙이 열을 전달하고 유지하여 근육과 혈관을 자극하여 혈액순환과 림프순환을 촉진해 인체의 자연치유력을 증진시켜주는 역할도 한다.

독일 루르대학에서 고주파 온열암 치료받고 있는 관경(아래사진)

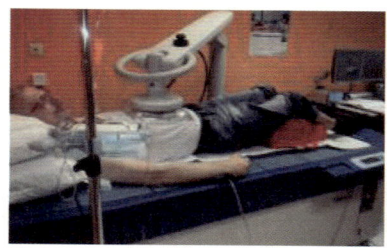
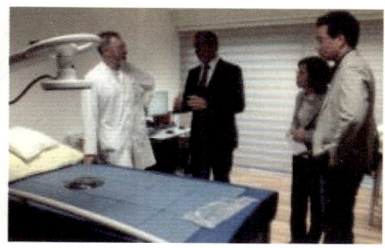

특히 몸에 열이 가해질 때 정상 조직의 온도는 일정하게 유지하지만, 암 조직은 혈관이 확장되지 않고 조그만 혈전이 생기면서 종양으로 공급되던 영양분이 차단돼 암 조직이 파괴되는 원리를 이용한 것이다. 온열치료를 암 치료에 30년 전부터 적극적으로 연구 개발돼 새로운 암 치료법으로 인정받고 있는 새로운 제 4의 암 치료법이다.

고주파 온열암 치료는 항암치료나 방사선 치료와 병행치료하면 효과가 더욱 좋은데, 혈관이 온열치료로 확장되므로 종양의 혈액순환이 좋아지고 산소의 농도가 높아진다. 산소가 없을 때보다 있을 때 암세포는 방사선에 3배정도 민감해지며, 항암제의 농도가 높아지는 효과와 항암제의 내성을 낮추어 항암과 방사선치료 효과가 극대화된다.

한방에서도 일찍부터 뜸을 이용해 암이나 기타 질환에 활용해 왔다. '腹은 恒要溫하고 頭胸은 恒要寒하라'하여 '복부와 하체는 항상 따뜻하게 하고 머리와 가슴은 항상 시원하게하라'는 뜻이다. 따라서 뜸은 하복부에 뜨는 것이 가장 효과적이며, 차가워지면 병이 생기는 자궁병이나 암치료에 효과적이다. 이렇듯 체온이 중요한데, 저체온 인구가 늘어간다는 것은 갈

수록 면역력이 떨어진다는 말과 같다.

그렇다면 저체온을 예방하려면 어떻게 해야 할까? 체온을 올리는 가장 직접적인 방법은 더운 물로 목욕을 하는 것인데 요즘 유행하는 반신욕이 효과적이다. 더운 물에 체온이 올라가면 말초 혈관이 확장되어 혈액 순환이 좋아져, 산소나 영양분이 말초 조직까지 공급되어 신진대사가 높아진다. 하지만 너무 높은 온도는 오히려 교감신경을 자극하여 역효과를 가져올 수 있다. 가장 이상적인 물 온도는 41℃로 체온보다 5℃이상 차이가 나는 것은 바람직하지 않다. 자신의 체온을 미리 체크해 자신의 체온에 5도 더한 온도에서 시작하는 것이 좋다. 이 온도는 우리 몸의 부교감 신경을 활성화시켜 혈액순환과 신진대사가 원활하도록 해주는 온도이다.

필자는 임상적으로 비파뜸과 왕뜸, 봉침과 약침 등을 7년째 면역력 회복과 암치료에 활용하고 있다. 암세포가 열에 약하다는 것은 일찍 알고 있었지만 외부에서 열을 가해 암이 위치한 심부까지 열을 전달하기 위해선 화상이라는 부담을 피할 수 없다. 유럽에서는 한방의 뜸 요법을 착안해 고주파온열요법의 새로운 치료법을 개발해 화상이라는 부담을 피하며 암치료에 적극 활용해 왔다. 민간요법에서도 암과 같은 난치병에 체온을 올려 치료하는 방법으로 뜸 뿐만 아니라 온천욕이나 불가마 찜질 등이 사용되고 있다. 반신욕 역시 체온을 38~ 43도로 올려 치료하려는 한 요법이기도 하다. 인체 깊숙이 열을 전달하고 유지해 근육과 혈관을 자극하는 것은 체온을 단순히 올리는 것 이외에 혈액순환과 림프순환을 촉진해 인체의 자연치유력을 향상시켜주는 역할도 한다.

암치료에 사용되는 온열치료법을 소개하고자 한다.

1.고주파 온열치료

  셀시우스TCS는 20년 이상 온열요법의 임상경험이 풍부한 독일의 암치료전문의 선생님들이 기존장비의 한계를 인식하고 가장 혁신적인 컨셉의 장비개발의 필요성으로 개발, 출시되어 현재 독일등 유럽에서 단기간에 가장 많이 설치, 가동되고 있으며, 기존장비와 달리 독일암학회 및 하노버의대, 튀빙겐대학병원등 제도권에서도 인정을 받으면서 현재 독일의 13개 멀티센터에서 셀시우스 장비만으로 수술 없이 췌장암을 치료하는 임상을 실시 중에 있다.

  셀시우스는 의료등 정밀 산업이 전세계 최고인 독일 엔지니어링기술로 설계, 디자인되었고, 100% 독일제 부품으로 만든 (Made in Germany) 스마트한 최신형 장비이다.

제4세대 첨단 고주파온열암치료시스템

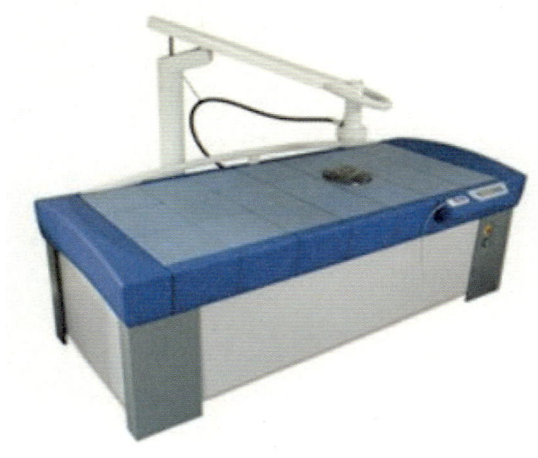

Celsius TCS의 적응증 및 작동 원리

사용목적 및 분야
Celsius TCS System은 신체의 국소영역(loco-regional)의 온도를 올리는 것이 목적이며, 다음을 위해 사용된다.
- 종양의 치료
- 대사의 활성화
- 면역체계의 활성화

  Celsius TCS system은 종양을 치료하는 도구로써 개발되었으며, 항암제 또는 방사선치료의 효과를 높이기 위해 이들 치료와 함께 사용된다. 적용하는 방법은 일반적으로 인정되는 의학적 가이드라인이나 권고안을 따른다.

적용 범위
- 원발 종양 혹은 전이성 종양 (예, 간, 췌장, 신장, 폐, 등등)
- 장관의 종양
- 골반부의 종양
- 두부 혹은 후두의 종양
- 원발성 혹은 전이성 뇌종양
- 유방암 / 유방암의 국소 재발
- 전립선암
- 흑색종
- 피부표면의 종양

기술

Celsius TCS (Thermo -Cancer - Select) 시스템은 13.56 MHz의 라디오 주파수 (radio frequency)를 이용해서 종양세포를 선택적으로 파괴하기 위한 장비이다.

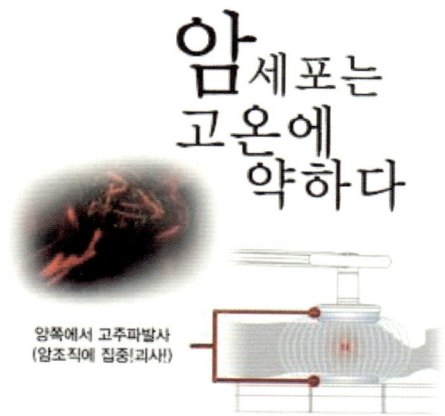

Celsius TCS System을 이용한 고온온열치료의 주된 작용
- 열에 의한 직접적인 종양의 괴사
- 정상 조직에서의 혈류량의 증가
- 종양 조직에서의 혈류 감소 및 영양분의 고갈
- 혐기성 대사 유도로 인한 apoptosis
- 방사선과 항암제의 민감화 (상승작용)
- 항암제와 방사선에 대한 저항성의 극복
- 스트레스 단백질 (HSP)의 발현
- 표면 노출 증가로 인한 면역반응의 증가
- 종양 모세혈관의 microthrombosis 형성 (혈관형성 억제)
- 통증의 경감
- 삶의 질(quality of life)의 향상

Celsius TCS® 주요특장점

열에너지가 종양에 집중되는 오토포커싱(AUTOFOCUSING)이 탁월하다.

2대의 능동형전극의 적용으로 열효율은 높이며 동시에 치료시간을 단축할 수 있다.

환부에는 열이 발생되지않고 편안함을 유지할 수 있도록 섭씨 8도까지 조절가능한 완벽한 쿨링시스템이 적용되어 있다.

600W의 HIGH POWER의 장착으로 환자적용시 500W까지 실질에너지를 생성할 수 있다.

치료중 환자자신이 통제할 수 있는 원스탑기능이 탑재되어 있다.

환자보호 및 시스템의 보호를 위해 시스템내부온도가 45도에 이르면 치료중이라도 시스템이 강제로 종료되는 기능이 있다.

양쪽 2개의 전극이 서로 자동추적을 통해 일치를 이루면서 에너지를 종양에 집중할 수 있도록 설계되어 있다.

사용자 친화형 윈도우 리눅스기반의 현대의료표준에 적합한 소프트웨어가 서버급 WS에 탑재되어 있어 임상통계기능, 치료중 대기환자 동시작업, 환자이력조회 및 관리, 백업관리 등 다양한 기능을 수행한다.

종양의 크기, 위치 및 깊이 에 따라 상,하 2개의 서로 다른 전극의 조합이 가능하다.
(250W까지: 150MM전극/350W까지: 250MM전극/500W까지: 350MM전극)

인터넷을 통한 원격제어로 시스템 펌웨어 및 소프트웨어 업그레이드, 상태감시, 교정 등 항상 최적의 시스템 상태를 유지할 수 있도록 설계되어 있다.

온열치료 후 암세포에 나타나는 변화

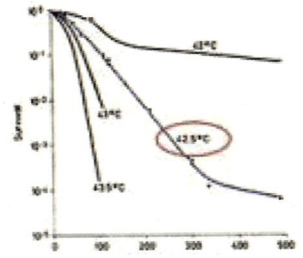

고온에서 암세포가 사멸한다

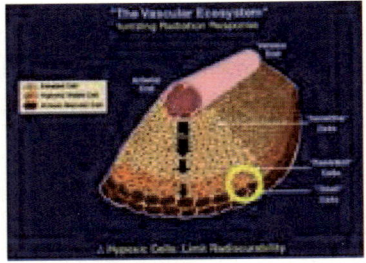

방사선 치료 및 항암제의 효과를 높인다

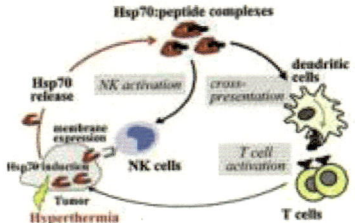

암세포에 대한 면역반응을 유도한다

온열치료의 장점

1. 부작용이 적거나 드물다.
2. 부작용의 누적효과가 없다.
3. 다른치료와 병용시 부작용의 증가가 드물다.
4. 골수 기능 억제가 없다.
5. 종양세포의 열에 대한 내성은 소멸된다.

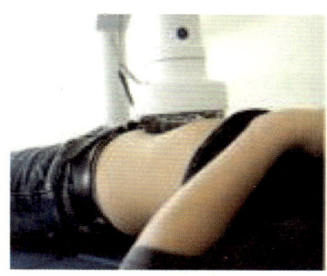 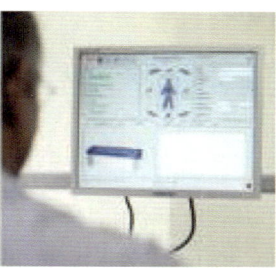

셀시우스42는 최신장비로 2개의 활성전극이 종양부위를 양쪽에서 감싸면서 열을 내기에 열효율이 훨씬 높습니다. 파워 또한 600W(150W x 4배)로 에너지효율이 뛰어납니다. 또한 종양부위에 목표온도로 도달하기 위해 높은 에너지가 필요한데 600W의 고성능 파워로 심부 깊숙이 치료가 되어 효과가 극대화 됩니다. 양쪽2개의 electrode는 열효율을 집중시켜 회당 45~50분으로 치료시간이 단축되었습니다.

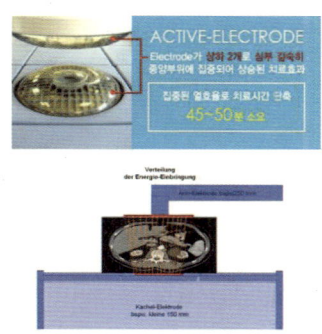

온열요법의 과학적접근

　1893년에 윌리암박사는 10명의 암환자들에게 박테리아 독을 종양에 직접 주사하여 높은 열을 내게 함으로써 암이 퇴화하는 것을 관찰하였는데, 그 독의 현재 명칭은 혼합박테리아백신(MBV)인데, 독일의 연구에서 진행성 비호지킨 임프종이 MBV 처방후 93%의 감소하였고 항암제의 29%보다 훨씬 효과적이었다.

　열은 오랫동안 잘못 인식되어 잘못된 증상으로 간주 되었습니다 대부분의 병원 의사들은 열을 내리는데 힘써왔는데 예를 들어 타이레놀과 아드빌이 필요했던 것입니다 그러나 열은 건설적인 건강을 증진하는 증상이며 몸자체의 노력으로 발생되는 것으로서 질병환경과 감염등과 싸워 몸을 회복하려는 자체의 노력으로 발생되는 것으로서 질병환경이나 감염과 싸워 몸을 회복하려는 것입니다 열은 신진대사를 높여주고 침입한 바이러스나 박테리아의 성장을 억제하며 치유과정을 가속시킵니다.

　온열요법은 종양의 온도를 최고42℃ 까지 약 한시간 동안 높여주는 치료과정입니다 그것은 온도가 42℃가 되면 암세포가 죽으며 정상세포는 영향이 없다는 간단하고 쉬운 과학적 사실에 바탕을 두고 있습니다 정상세포에서는 열이 올라가면 혈관이 팽창하여 열을 분산시켜 세포주변의 열을 내립니다 그러나 종양은 세포들이 단단히 뭉쳐있어 혈액순환이 제한되고 지체됩니다 종양에 열을 가하면 산소와 필수영양소가 종양세포에 공급되는 것이 차단됩니다 그 결과로 종양의 혈관시스템이 붕괴되며 암세포가 파괴됩니다.

　우리가 필요한 것은 몸의 열을 올리는 것이며 암세포에게 부정적인 환경을 만드는 것입니다 그렇게 하여 면역시스템이 그들을 소탕하게 하는 것입니다.

마이크로파는 종양의 온도를 올리는 효과적인 방법입니다.

온열을 유도하는 여러 가지 방법이 있는데 뜨거운 물속에 몸 전체를 담그는 방법 초음파 사우나 등등입니다 우리 몸의 피부는 가장 큰 배출기관이며 종종 제3의 신장 이라고 불리기 때문입니다 일반적으로 피부는 몸안의 찌꺼기 즉 독소의 30%를 땀을 통하여 배출합니다 그러나 운동부족과 앉아서 하는 생활방식으로 인해 현대인의 피부는 배출기관으로서의 기능이 퇴화되어있습니다 건강이 회복되려면 배출기관으로서의 피부를 재건하는 것이 필수입니다 정기적으로 사우나 혹은 스팀목욕을 하는 것은 피부를 세척하고 배출기능을 증진시키는데 도움이 됩니다 온열과 저단위 방사선의 조합은 여러 가지 종양에 효과가 좋습니다.

온열이 영양소를 포함한 면역시스템을 복원하기보다는 오로지 종양내의 암세포들을 파괴하는데 초점을 맞추기 때문에 온열치료를 받는 환자들은 항상 영양요법과 병행하여 치료 받는 것이 좋습니다.

독일 온열학회 참석(닥터 사인바스와 함께)

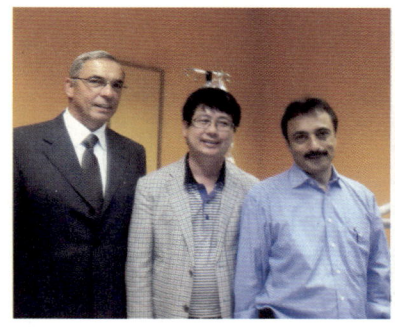
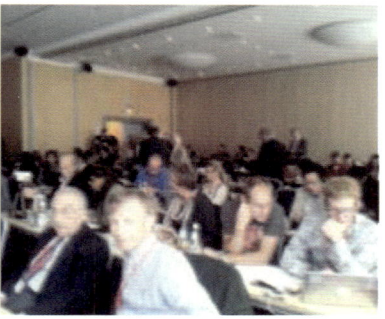

■ 고주파온열암치료 치료 증례 (명문요양병원)

결장암 4기   간전이 (고주파치료+항암치료)

[Finding]
2012-10-23 C.I) colon cancer
[Conclusion]
About 1cm single metastasis in the liver S6.
--> interval decrease of multiple liver mets since 2012-03-19

Slightly heterogenous liver parenchymal uptake on HBP.
--> CTx-associated liver injury

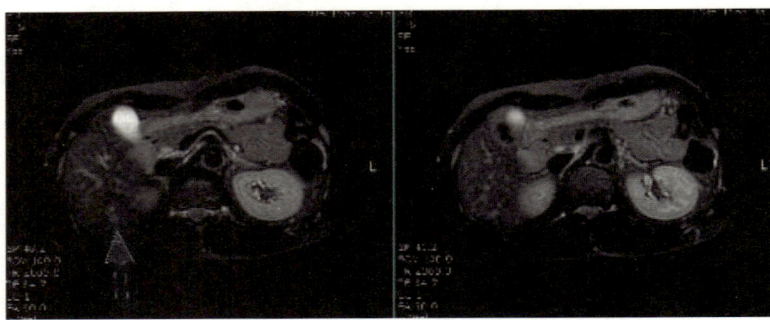

유방암 4기   폐전이 (고주파 단독)

1. No significant interval change of multiple pulmonary metastasis in both lungs and right pleural metastasis.
2. Decreased size of right anterior chest wall metastasis with sternal invasion.
3. No significant interval change of multiple metastatic lymphadenopathy, right highest mediastinal, right upper and lower paratracheal, prevascular, paraaortic, both upper and lower paratracheal, subcarina, both hilar, right interlobar, paraesophageal area.
 ---- invasion into SVC.
4. Calcified granulomas and cystic bronchiolectasis in LLL.

폐암 4기   폐전이 간전이 뇌전이. (고주파치료+항암치료)

Compared with prior outside chest CT on 2012-06-13.
[CONCLUSION]
1. Findings suggestive of improvement of primary lung malignancy with associated findings (PR):
   1) Decreased size of (about 2.6 x 2.3 cm -> 2.1 x 1.7 cm, Se4/Im48) known central lung malignancy in RLL mixed with right pulmonary ligament LAP, with improving mild distal obstructive pneumonitis.
   2) Slight decreased size and number of multiple spiculated nodules or nodular consolidations in both lungs, considered as improving hematogeneous metastases.
   3) Decreased size of metastatic LAPs in both supraclavicular, prevascular, AP window, both paratracheal, subcarinal and right interlobar nodal areas.
   4) No detectable pleural or pericardial fluid collection.
   5) No detectable metastasis in bony thorax.

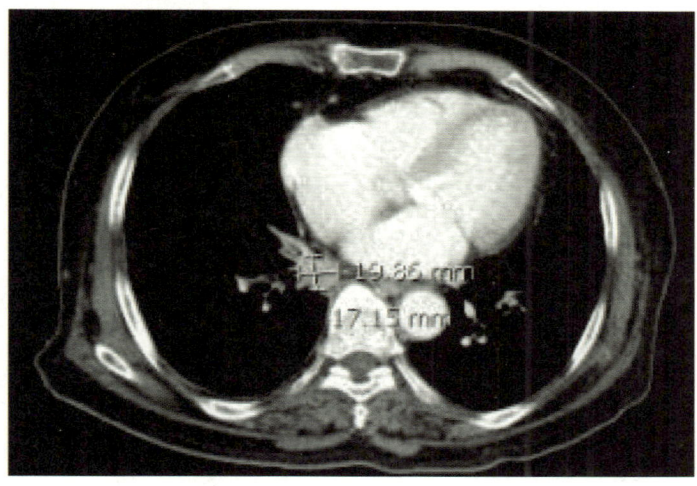

■ 고주파온열암치료 치료 증례 (타병원)

| 폐암 4기 | 기존 치료 불응성 (방사선치료(종격동, 우측폐)+온열치료) |

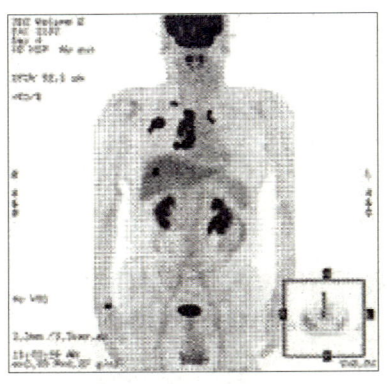
치료 전

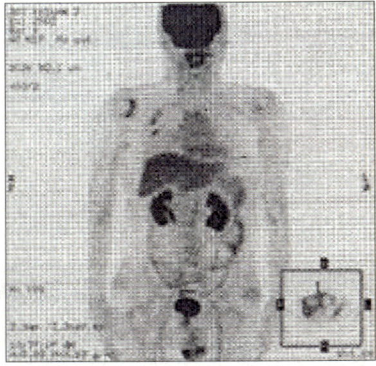
치료 3개월 후

| 유방암 4기 | 기존 치료 불응성 (방사선치료(우측 폐)+온열치료) |

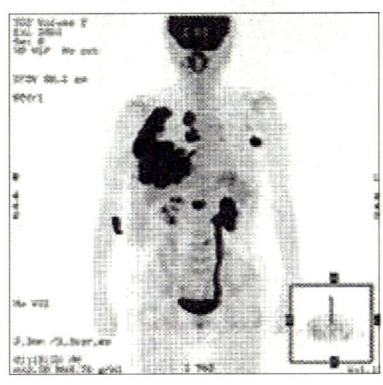
치료 전

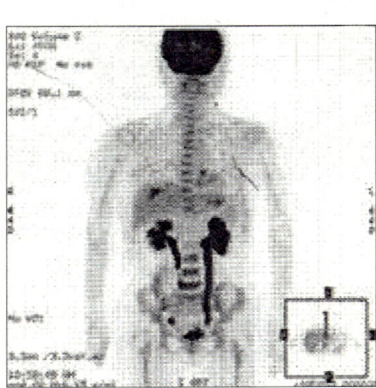
치료 6개월 후

갑상선 편평세포암 4기   기존 치료 불응성 (저선량 방사선치료+항암치료+온열치료)

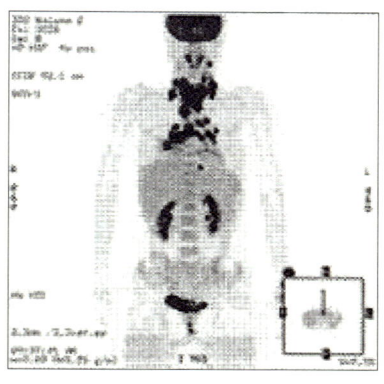
치료 전

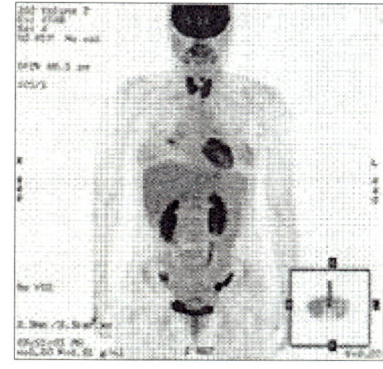
치료 5개월 후

악성림프종 4기   호스피스로 본원 내원 (저선량 방사선치료+항암치료+온열치료)

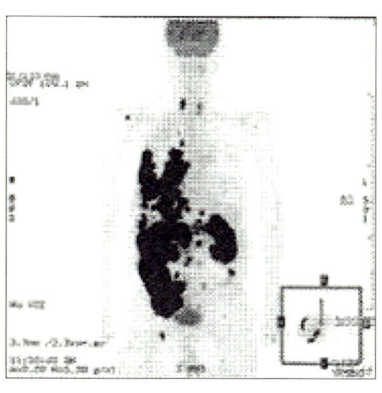
치료 전

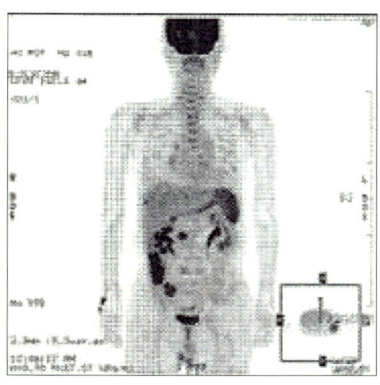
치료 2개월 후

2. 전신 온열암 치료 Systemic Hyperthermia

전이암과 전신에 암이 퍼져 있는 경우에 이용
Whole-body hyperthermia is used to treat metastatic cancer that has spread throughout the body. (USA NCI : 미국 국립 암연구소)

　전신온열암치료는 전신에 온열을 가함으로써 암세포를 파괴시키는 장비로, 다양한 전신의 전이암에 적용이 가능하며, 항암치료와 방사선치료의 효과를 증대시키며, 자체로서 면역을 강화하고 통증을 완화시키는 보완적 치료까지 가능한 장비이다.

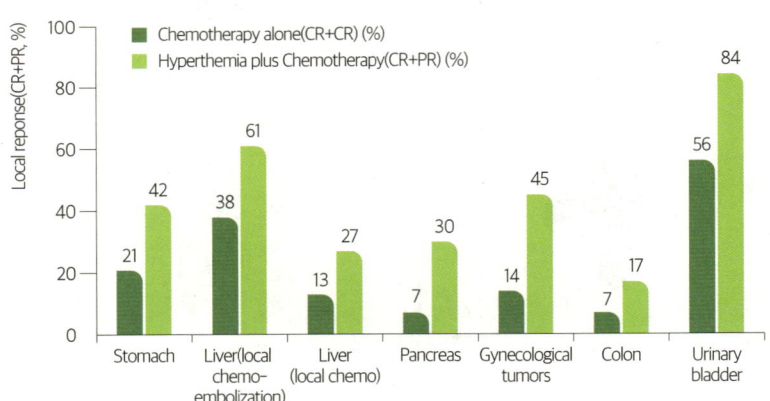
< 항암치료와 전신온열암치료 병용효과 >

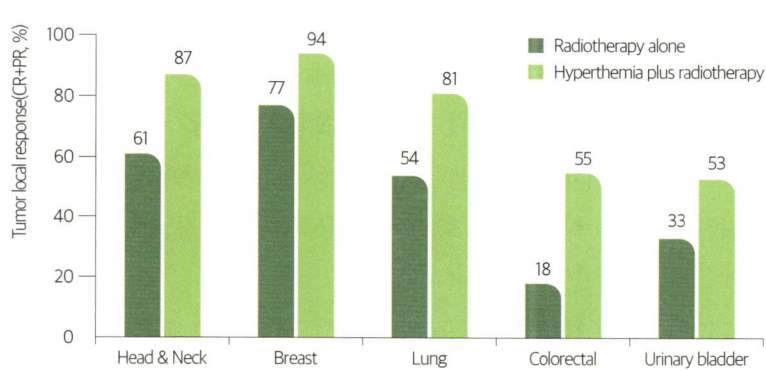

<방사선치료와 전신온열암치료 병용 효과>

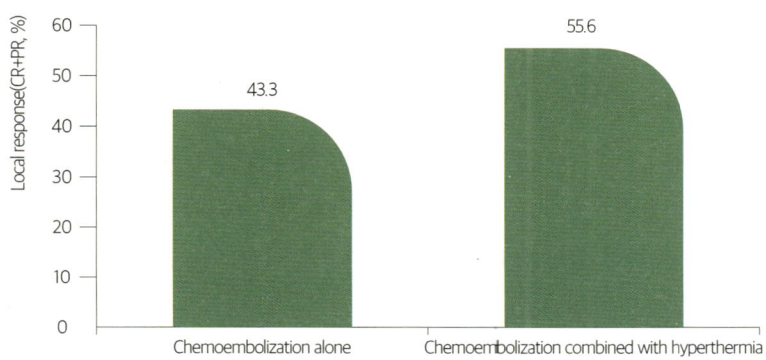

<간암 항암색전술과 전신온열암치료 병용 효과>

본원에서는 국소의 암에 먼저 국소온열암 치료기를 적용하여 치료하고, 전신온열암치료기를 적용하여 나머지 잔존암, 전이암 등의 치료 효과를 기대하고 있다. 또한 전신에 다발성으로 퍼진 전이암의 경우에는 먼저 전신온열암치료기를 적용하여 치료한 후에, 남아있는 국소의 암에 국소온열암치료기를 적용하고 있다.

2011년 세계적으로 암 환자의 치료를 목적으로 온열암치료기가 1000여 대 정도 보급되어 있는 걸로 파악되고 있다. 그중 500여대는 이미 국내에도 많이 보급되어 사용되고 있는 국소온열암치료기이며, 나머지 500여대는 아직 국내에는 생소한 전신온열암치료기이다.

전신 온열암치료기 시장의 대부분은 독일이 원산지이며, 최근 독일의 기술력으로 완성된 제품에 다양한 편의 장치를 갖춘 국내산 제품이 출시되었고, 최근 필자의 병원에도 설치되었다.

쏠라덤(Solartherm 8.0)

국내에 출시된 쏠라덤(Solartherm 8.0)은 600~1100nm까지의 near infrared로 기존 제품의 1100~1300nm의 적외선 영역을 제거하여 피부 투과도가 높아 화상 위험이 거의 없으며, water filter와 optical filter를 동시에 사용하여 원하는 파장 대역의 에너지만 필터링이 가능하다. 전방위 조사 방식으로 열효율이 극대화되어 단시간내 체온 상승을 유도한다. 냉각 방식은 수냉식과 공냉식이 결합되어 냉각효율이 기존 제품보다 높아졌다. 목표시술 온도는 40.5~42℃이다.

온열요법은 암에 1석 3조 효과
1. 암 때문에 발생한 독성을 제거
2. 혈액순환을 촉진하여 산소와 영양소 공급을 개선하고 노폐물 청소
3. 건강한 세포들 보다 열에 약한 암세포를 약하게 만들거나 죽게 만든다.

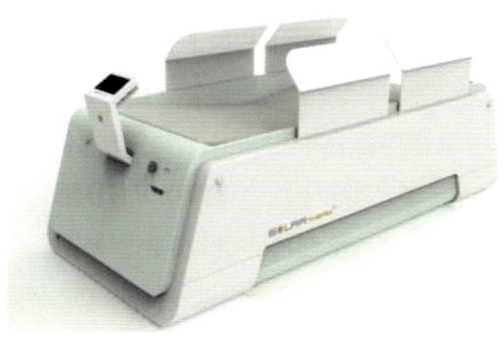

figure 1

쏠라덤(Solartherm 8.0)의 특장점

1. Healer-ray
- Optical Filter로 파장영역 600~1100nm 대역만 조사, 타사 1100~1300nm 적외선 영역 제거
- 이를 통해 환자 심부 체온 상승 효과는 유지하면서, 피부 열감 및 화상 가능성 감소

2. Side Reflector
- 전 방위로 빛을 조사, 열전달 효율을 극대화함으로 단시간 내 체온 상승 유도

3. Vital Sensor 내장
- 온도(2 Channel) / SpO2/Heart Rate 모니터링 제공

4. Patient Bed(S-Shape)
- 첨단 섬유소재 적용, 광투과율이 높고, 땀의 배출이 용이하며, 촉감이 양호함
- 인간공학적인 S-Shape를 적용, 환자가 장시간 누워 있어도 상대적으로 안락한 자세 유지

5. Patient Sweet Washing Module
- 기기 바닥에 떨어진 환자의 땀을 자동으로 세척

3. 비파뜸

뜸 치료는 온열치료로서의 효과와 한방 경혈자극(침효과)으로서의 효과가 있으며, 실제 많은 한방 의료기관에서 암 환자를 대상으로 왕뜸 등의 뜸 치료를 하고 있다. 면역력 강화와 피로회복에 효과가 있으며, 특히 소화가 잘 안되는 암환우들의 경우 뜸을 통해 식욕증진과 소화촉진, 배변촉진 등에 효과적이다.

한의학에서 많은 질병의 원인으로 지목되는 어혈과 담음을 해소시켜 질병을 치료하는 것으로 보고 있는데, 대전대학교 대전한방병원은 만성피로를 호소하는 환자를 대상으로 실험한 결과 뜸치료가 성인병 등에 효과가 있음이 임상학적으로 증명됐다고 미국 국립보건소 산하기관에서 발행하는 보완대체의학지(Journal of Alternative and Complementary Medicine)에 뜸의 효과에 실험 결과가 게재되었다. 실험에서 특별한 원인이 없는 만성피로 환자 45명을 대상으로 진짜 뜸과 가짜 뜸 두 그룹으로 나눠 4주간에 걸쳐 치료한 결과 진짜 뜸 치료환자에서 피로감의 현저한 감소 및 산화스트레스 감소, 항산화의 증가를 확인했다. 실험 결과에 따르면 뜸 치료 전과 후 비교에서 활성산소에 의한 과산화지질(MDA) 양은 큰 폭으로 줄어들고 반대로 항산화작용을 하는 글루타치온 활성도(GSH)는 현저하게 상승했다. 스트레스에 영향을 주는 과산화지질은 진짜 뜸 치료 환자군에서 평균 20% 가량이 감소했고 항산화제 30% 증가, 항산화제 환원제는 2배가 증가했다. 그리고 기억력이나 집중력 등 정신적 피로와 육체적 피로 모두에서 유효하게 호전됐음이 확인되었다. 한의학의 전통 치료인 뜸 치료가 암을 비롯해 성인병 예방, 만성 피로에 효과가 있음이 입증된 것이다.

일반 쑥뜸도 효과적이지만 비파로 만든 비파뜸은 암 치료에 더욱 효과적이다. 비파에 들어있는 비타민B17 성분인 아미그다린은 암치료에 가장 효과적인 성분으로 레트릴요법으로 사용되고 있기도하다. 비파는 한의서에 잎이나 열매를 모두 약으로 사용하고, 약효가 다양해서 예로부터 비파가 있는 집에는 아픈 사람이 없다는 뜻으로 무환자나무라고도 한다.

특히 허준이 스승인 유의태의 반위(위암)를 고치기 위해 사용했던 약으로도 유명하다.

비파뜸 치료는 뜸의 온열효과와 비파 자체의 항암 효과 모두를 이용하며, 암 사관학교 환우분들의 기본 치료법이다. 항암치료나 방사선 치료 전

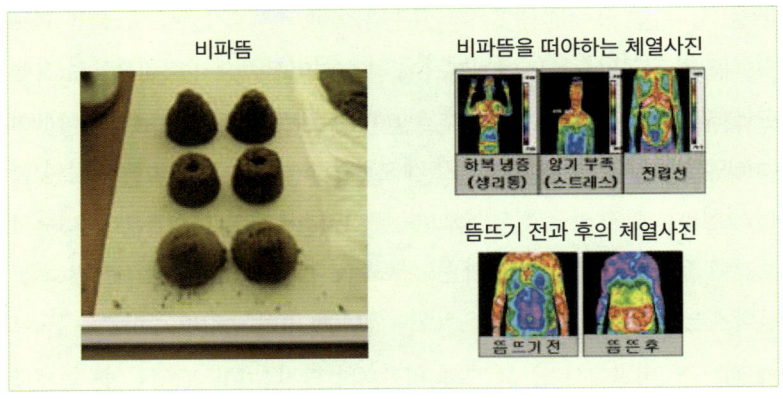

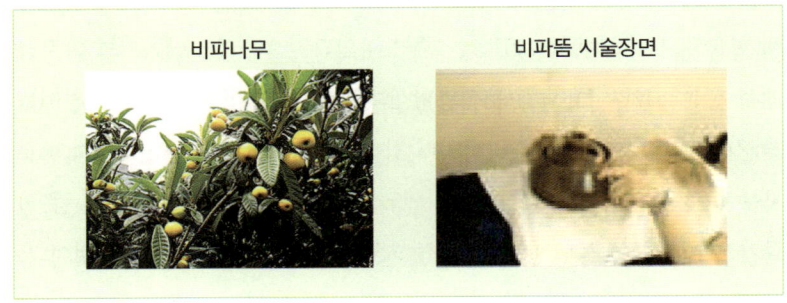

후의 면역 강화 효과, 위장관 부작용(구토 설사) 완화 효과, 피로감, 전신쇠약 등의 증상 개선효과가 있다.

4. 비파 황칠 파스타요법

　황칠나무는 두릅나무과에 속하는 상록수로 학명이 Dendropanax morbifera Lev이다. panax란 원래 만병통치약이란 뜻으로 인삼의 학명도 Panax Ginseng이며, 황칠나무의 잎은 다려 차로 먹으면 인삼향이 나는데 예부터 인삼나무로 불리기도 하였는데, 왜 약으로 사용되지 않았을까? 황칠은 예로부터 중국황실과 조선왕실의 기구 도료로 활용되어 그 양이 도료로 사용하기에도 부족하여 감히 약재로 사용되지 못하였던 것이다.

　18세기 정약용선생은 황칠나무를 악목(惡木)이라 하였는데 황칠나무 때문에 백성들이 온갖 수난을 겪었고, 급기야 황칠나무만 없어지면 관리들에게 당하는 고통이 사라질 것이라 생각하고 밤에 몰래 황칠나무를 하나씩 베어버려 황칠나무가 거의 사라져 버린 것이다. 그리고 한의사들이 황칠의 존재를 모를 수 밖에 없었던 것은 동의보감에 황칠처방이 전무하다. 당연히 처방을 내릴 생각도 못한 것이다. 7년 전부터 황칠과 비파의 임상 활용을 해오고 있는데, 황칠의 효능은 무궁무진하며 전라남도 천연자원연구원에서 황칠과 비파의 각종 실험과 동물실험이 진행되고 있다. 진행된 실험에 의하면 성기능장애, 치매예방, 자가면역질환(류마티스 관절), 함암효과가 뛰어나며 혈액을 맑게하고 지방분해 능력이 뛰어나 고지혈증과 각종 성인병, 특히 복부비만에 효과가 있음이 밝혀졌다.

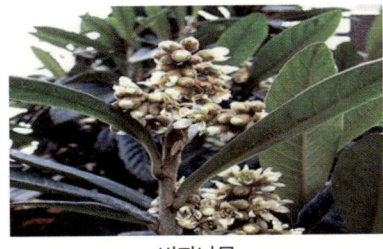
비파나무

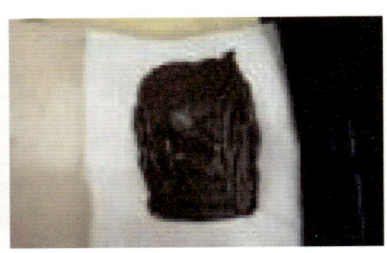
비파팩

5. 참숯 불가마 찜질요법

참숯에서 나오는 원적외선은 광선 중에서 가장 순수하며 높은 열효율을 가지고 있어 질병치료에 도움이 되는 인체에 아주 유익한 자연의 열이다.

인체에 가장 유익한 파장(5.7~10미크론)을 갖고 있는 원적외선은 피부 3-4cm 심층까지 침투하여 세포의 대사작용을 촉진시켜 체온을 올려준다.

심부 온도를 상승시켜 모세혈관을 확장하고 혈액순환을 촉진하며 인체 세포를 1분에 2000번씩 미세하게 흔들어 주는 진동을 통해 세포 조직을 활성화시켜 생명 활동을 보다 왕성하게 해준다. 이 뿐 만 아니라 열에너지를 발생시켜 땀을 통해 유해 물질인 노폐물을 자연스럽게 배출시키는 효과를 낸다. 암성 통증이나 관절통에도 효과가 있으며, 육체와 정신의 긴장을 이완시켜 주기 때문에 성인병의 원인이 되는 스트레스 해소에도 효과가 있다.

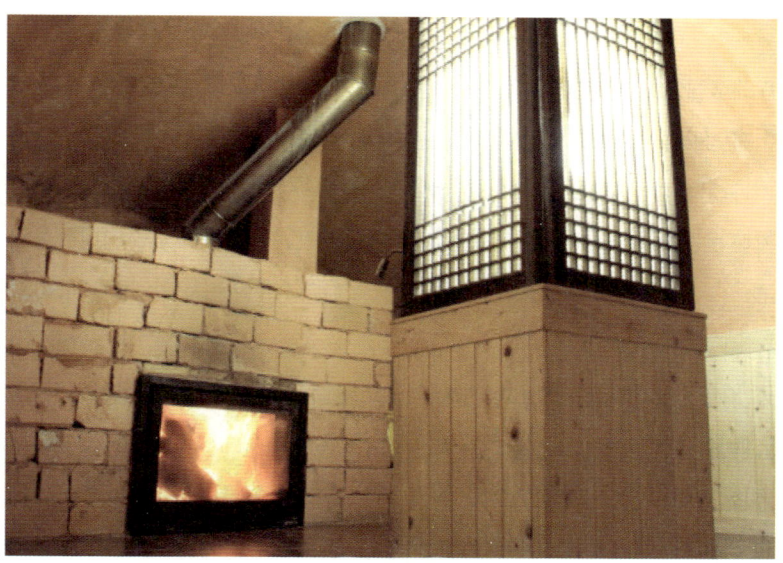

황토 찜질방

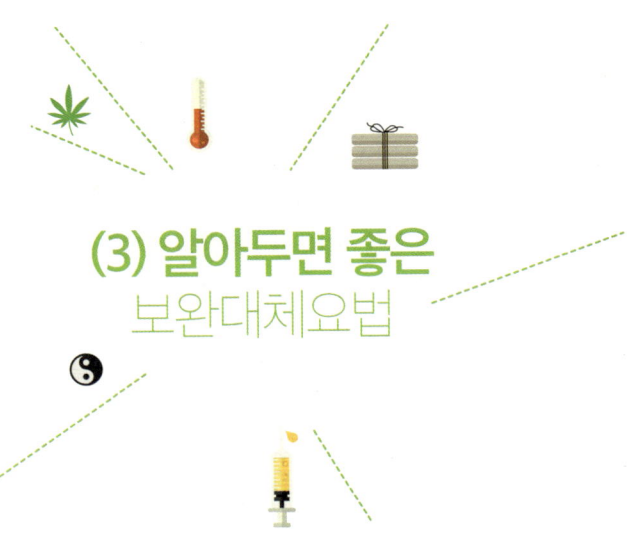

(3) 알아두면 좋은 보완대체요법

1) 레트릴요법 아미그달린

레트릴요법은 러시아 교수 이노스메쩨프가 가장 먼저 사용한 이후 100년가량 세월이 지나 미국 생화학자인 언스트 크렙스(1912~1996)가 세계적인 장수촌인 훈자 지방 사람들이 매일 10~20개의 살구씨를 먹고, 몸에 바르는 것을 보고 연구를 시작하여 1952년 비타민 B17에 항암성분이 있음을 밝혀내고, 씨 속에 들어 있는 비타민 B17 성분을 '레트릴'로 명명해서 지금의 레트릴 요법이 탄생하였고 레트릴이란 용어도 크렙스 박사가 만든 용어다. '레트릴'은 '아미그달린'으로 불리는 비타민 B17로 레트릴을 함유한 식품으로는 살구씨, 비파씨, 체리씨, 복숭아씨, 자두씨, 야생사과, 야생 검은 딸기, 쵸크 체리, 크랜베리, 쓴 아몬드, 누에콩, 카사바 등의 식품에는 100그램당 500mg 이상의 레트릴을 함유하고 있으며, 녹두, 메밀, 기장, 숙주나물, 리마콩, 아마씨, 강낭콩, 검은 눈이 있는 콩 등에는 100그램당 1000mg의 레트릴을 함유하고 있다.

레트릴을 이용한 암 치료 연구 사례를 살펴보자. 미국 국립 암연구소의 세계적인 암 연구 권위자인 딘 버크박사는 레트릴로 동물 실험을 한 결과 '레트릴은 정상세포에는 전혀 해가 없지만 암세포에는 치명적이라는 것'을 발견하였고, 1962년 미국 존 모른박사는 <실험의학과 수술>이란 잡지에 암환자를 대상으로 레트릴 임상실험를 발표했는데, 수술 불가능한 전이된 암환자 10명에게 9~133그램의 레트릴을 정맥 주사로 4~43주간에 걸쳐 치료해 본 결과 통증이 감소하고, 종양에서 발생하는 악취가 줄어들고, 식욕이 좋아지고 부은 림프절이 줄었고 부작용은 거의 없었다는 내용이었다.

독일의 암 전문의 한스 니퍼박사는 암 완치율이 가장 높은 의사로 유명했고, 표준 항암제의 일종인 시클로포스파미드를 개발한 암전문의이기도 한 그가 레트릴은 다른 어떤 암 치료제보다 훨씬 더 우수하다고 말하였다.

의사 콘트레라스는 1963년부터 2003년 자신이 사망하기까지 40여 년간 레트릴로 암을 치료했는데, 암의 재발을 방지하는데 레트릴만큼 효과적인 것이 없고, 독성도 없어 장기간 사용할 수 있다는 주장을 했다. 쉽게 말하면 살구씨만 먹어도 암의 재발을 방지하는데 효과가 있다는 말이 된다.

레트릴을 사용해 암환자를 치료한 의사들의 말을 종합해보면 암을 완치하는 만병통치약은 아니지만, 레트릴은 환자의 건강에 대한 만족감을 증가시키고 암으로 인한 통증을 완화시켜 진통제 사용을 줄여준다고 한다. 직접 암환자들을 치료한 경험이 있는 이런 의사들의 경험담을 들어 보면 레트릴이 암을 완치시키지는 못하지만 상당한 항암효과가 있는 것은 분명하며 특히 재발방지나 재발억제에 상당한 효과가 있는 것으로 생각된다.

아미그달린의 항암작용에 대한 과학적인 증거는 충분하다. 1947년 암의 약점을 하나 발견했는데, 암세포 속에는 레트릴을 분해하는 효소가 정상세포보다 10~36배 많고, 시안화물의 독성을 제거하는 효소인 로다네즈는 아주 부족한 것을 발견한 것이다.

레트릴 속에는 벤즈알데히드라는 항암물질이 들어 있다. 1980년 수술이 불가능한 말기암 환자 57명을 벤즈알데히드로 치료한 결과 19명이 완전한 반응을 보였고 10명은 부분적인 반응을 보여 종양이 50% 이상 축소되었다고 한다. 또 1990년에 영국 암잡지에 기고된 논문을 보면 24명의 수술 불가능한 암환자에게 벤즈알데히드를 평균 393그램 사용해서 치료해 본 결과 10명이 긍정적인 반응을 보였고 독성도 없는 것이 밝혀졌다. 미국 국립암연구소의 버크 박사는 레트릴을 가지고 동물과 사람을 대상으로 실험해 본 결과 정맥주사로 주입하는 용량의 100배가 넘는 용량을 주입해 보았지만 심한 독성이 나타나는 증거가 없다는 것을 증명하였다. 그러나 레트릴을 먹게 되면 정맥주사로 주입하는 데 비해 독성이 약 40배나 더 크다. 그 이유는 위장 속의 소화액이 레트릴을 가수분해하여 정상세포가 가수분해로 발생하는 시안화물을 모두 처리해야 하기 때문이다. 그래서 레트릴을 복용하면 복통이 생길 수 있으니 살구씨를 먹게 되면 반드시 꼭꼭 씹어 먹거나 가루로 만들어 물에 타서 먹어야 한다.

미국의 제약업체와 의료계는 맹독성을 이유로 미국 식품의학청에 요청하여 가공하지 않은 살구씨나 레트릴이 암에 효과가 있다는 주장을 하면서 판매하는 것을 불법화하도록 했고, 그로 인해 미국에서 판매되는 살구씨는 건포도처럼 햇볕에 바싹 말려 효소가 모두 파괴되어 암 예방이나 치료용으로는 부적합한 것들이다.

　암 치료시 고농도로 농축시킨 비타민 B17 주사를 맞는 것이 가장 합리적이지만 주사제를 구할 수 없을 땐 비타민 B17을 풍부하게 함유하고 있는 과일을 먹되 씨까지 복용하는 것이 좋다. 다만 독성이 있으므로 무작정 과량을 복용하는 것은 안되고 해당 전문가의 조언을 듣는 것이 좋다. 해독성분이 포함된 과육을 함께 먹거나, 약효는 떨어지지만 볶아먹는 것이 좋다는 주장도 있다.

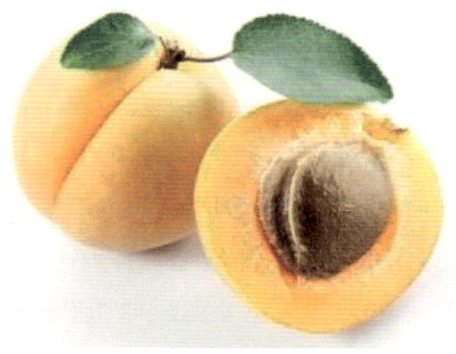

2) 켈리요법

　켈리요법은 췌장암에 걸린 미국 치과 의사인 윌리엄 켈리(1925-2005)에 의해 1960년대 개발된 치료법이다. 켈리는 단백질을 소화시키는 췌장효소 결핍이 췌장암을 일으킨다 생각하고, 췌장 효소가 암을 방지하고 치료하는 첫 번째 방어벽이다라는 가설을 세우고, 또한 몸속에서 단백질 대사가 제대로 이뤄지지 않으면 암에 걸리기 쉽다는 이론도 세웠다.

　개인마다 필요한 단백질 대사량을 측정하는 방법을 개발하고 췌장암에 걸린 자신의 몸에 적용해 암을 물리치는 해법을 찾는데 성공했다.

'암 영양 아세포층설'을 주장한 노벨상 수상자 존 베아드 박사의 암발생 이론이다.

이론은 영양아세포층의 80%는 생식기관에 있고 20%는 체내의 어딘가에 분포되어 있다가 조직의 재생에 관여한다. 신체조직의 재생이 끝나면 췌장에서 분비되는 각종 소화 효소들이 영양아세포층을 파괴하는데 췌장 효소의 기능이 부족하면 암이 생긴다는 것이다.

켈리 이론의 핵심은 췌장효소제가 혈액 속에 있으면 암 세포의 단백질을 소화시킬수 있다는 것으로 베아드의 암 발생이론에 따라 췌장에서 분비되는 소화효소들을 개인별로 활성화시키는 방법을 개발하였다.

켈리 박사는 암 환자들에게 단백질 섭취를 줄이고, 통 곡식을 먹으며, 과일과 야채를 먹고, 커피관장을 하도록 권장했다. 커피관장을 하는 이유는 파괴된 암세포가 체내 독소로 작용하기 때문에 해독과정이 필수이다.

켈리식 치료법으로 슬로안 캐터링 암센터에서 췌장암과 싸워 10년 이상 장기 생존한 환자들을 추적하여 방대한 보고서를 작성했는데, 췌장암 치료에 있어 현대의학으로선 이해할 수 없는 이들 중 20년 넘게 생존한 췌장암 환자도 있었다.

하지만 미국암협회 등에서 켈리의 치료법은 매도되었고 켈리는 치과의사 면허를 박탈당하고 마는데, 현재 독일에서는 암 환자들이 췌장 효소제를 복용하거나 종양에 직접 주사하기도 한다.(췌장효소를 이용한 저용량 항암치료 참고)

3) 인슐린 강화요법(IPT-Insulin Potentiation Therapy)

암 치료에 평균적인 항암제 투여량의 1/10이하로 투여하는 저용량 항암

치료가 있다.

앞서 켈리요법에서도 살펴보았지만 췌장효소는 암세포의 단백질을 소화시키는 역할을 한다.

흔히 인슐린을 췌장에서 분비되는 당뇨를 치료하는 호르몬이라고 알고 있다. 인슐린은 포도당이 혈액에서 세포속의 미토콘드리아로 들어갈 때 문지기와 같은 중요한 역할을 한다. 세포막의 외부표면에는 인슐린 수용체가 있는데, 인슐린이 이 수용체와 결합하면 세포의 문을 열어 포도당이 세포 속으로 들어가게 하는 역할을 하는데 각각의 모든 세포에는 100~100,000개의 인슐린 수용체를 가지고 있다.

인슐린은 아파트의 문지기나 초인종 같은 역할을 하는데, 실제로 세포막에 있는 인슐린 수용체에 인슐린이 붙게 되면 자동문이 열리는 것처럼 세포문(cell gate)을 열어 포도당을 세포 내부로 운반한다. 당뇨병이란 인슐린이 부족하거나 생산하지 못해 포도당이 세프 안으로 들어가지 못하고 혈액 속에 남게 되는 병이니, 결국 혈관 내 혈당이 높아지게 되고 높아진 당을 소변으로 배출하게 되니 당뇨병이라 이름 지어진 것이다.

암세포는 정상세포가 포도당 1개를 사용해 만드는 에너지를 18배를 사용해야하는 비효율적인 에너지 대사를 하기 때문에, 암세포는 포도당을 탐욕스럽게 먹는다는 것은 잘 알려진 과학적 사실이다. 암은 당분을 사랑하고 산소는 싫어한다는 사실을 잊지 말아야 한다.

암세포는 산소가 없는 혐기성 대사를 하기 때문에 생기는 현상으로 비효율적으로 에너지를 생산하는 암세포가, 많은 양의 포도당을 정상세포들로부터, 문자 그대로 도둑질을 해올 수 밖에 없고 그래서 암환자는 체중이

갈수록 줄어들게 된다.

인슐린 강화요법(IPT)은 암세포들에게 포도당이 많이 들어올 수 있다고 착각을 일으키게하고 암세포를 둘러싼 딱딱한 단백질을 녹여주기 때문에 훨씬 적은양의 항암제로도 높은 효율의 항암효과를 얻을 수 있다. 적은 양의 항암제를 사용하기 때문에 항암 부작용도 적을 뿐 아니라, 치료의 효과도 높다는 의미이다.

항암치료의 부작용의 대표적인 증상은 머리가 빠지고 통증과 토하거나 속이 울렁거리는 것이다. 왜 이런 증상이 생기는 것일까? 항암제는 빠르게 분열하는 세포들을 공격하는 것을 좋아한다. 인체에는 암세포처럼 빠르게 분열하는 세포가 있는데 그 세포가 머리카락을 나게 하는 모낭세포와 위와 장을 연결하는 위장관 세포다.

인슐린은 암세포의 수용체와 결합하여 암세포를 자극하고 활성화시켜 항암제에 쉽게 노출되게 하여 항암을 시행하는 치료가 인슐린 강화요법(IPT)이다. 결국 인슐린은 항암제가 이러한 세포들에 대한 더욱 공격을 하기 쉽게 만드는 재료인 것이다.

4) 명상요법 웃음치료

이건희 회장이 암치료를 했던 병원으로 유명한 세계 최고의 암센터 미국 MD앤더슨에서도 명상실, 기도실, 음악실 등을 운영하며 명상치료, 심리치료, 기공, 마사지, 음악치료 등을 암 치료에 응용하고 있다. 웃으면 NK세포가 증가한다는 사실은 이제는 암치료를 하는 환자들만 아닌 모두가 아는 사실이지만 몇 년 전까지만 해도 그 비싸고 부작용이 심한 항암이나 방사선치료로도 극복이 안되는 암이 무슨 웃음치료나 명상 자연치유 등이 효과가 있을까했지만 효과가 없는 것이 아니라 지금까지 관심이 없었고 연구대상이 아니었기 때문이다.

지금은 항암이나 방사선 치료의 한계 때문에 오히려 자연치유를 비롯한 각종 대체의학적인 치료에 관심이 높아지고 있으며 각종 연구 결과가 하나씩 나오고 있다. 2013년 국제학술지 '보완대치요법(Complementary Therapies in Medicine)'에 명상의 암 케어에 대한 논문이 발표되었는데, 명상이 암 환자의 스트레스를 완화하고 삶의 질을 높인다는 연구 결과가 있었고, 아산병원에서도 유방암 수술 후 방사선 치료를 받고 있는 환자 51명에게 6주 동안 총 12회에 걸쳐 명상을 시행했더니, 명상에 참여하지 않은 환자 51명에 비해 불안, 피로감이 감소하고 삶의 질이 향상되었고, 일부에서는 호흡곤란에도 효과가 있었다. 반면, 명상에 참여하지 않은 환자 경우 불안감은 변화가 없었지만 피로감은 16% 증가되었다.

명상을 통해 질병을 치료하고 건강을 유지하는 대체요법은 동양에서는 오래전부터 존재해왔지만 현대의학에서 본격적으로 연구되기 시작한 것은 1960년대 이후 인도의 요가와 명상이 본격적으로 서양에 알려지면서 부터다. 암 뿐 만 아니라 스트레스를 받는 현대인들에게 많은 자율신경실조와 관련된 여러 질병 치유에 도움이 된다고 알려져 있다. 명상을 통해 자율신경계를 안정시키고 심혈관계의 혈액순환을 도와주며 뇌파를 안정시켜준다.

명상, 웃음치료는 NK세포를 활성화하여 증가시키고 면역물질인 인터페론, 백혈구, 면역글로블린을 증가시키고, 면역을 억제하는 물질인 호르몬인 코티졸을 줄어들게 한다. 특히, 몰핀 보다 100배 강한 물질인 엔돌핀, 엔케팔린과 같은 통증 억제 물질을 분비하여 암 환자의 통증을 줄이고 행복감을 높이는 효과도 있다.

5) 숲 치료(편백나무숲 피톤치드)

언제부터인가 암환자들이 자주 찾는 숲이 있다. 바로 편백나무 숲이다. 편백나무 숲 치료는 녹색 치료 그린 테라피라고하며, 숲은 그린 닥터 녹색의사라고도 할 정도로 현대의학이 해결할 수 없는 많은 치료효과를 준다.

편백나무는 측백나무과이며 침엽수 중에서 가장 많은 양의 피톤치드를 방출하는 나무로 유명하다. 피톤치드란 나무가 병충해나 나쁜 환경으로부터 자신을 보호하기 위해 방출하는 일종의 분비물이며 나무의 입장에서는 자신을 보호하는 면역물질이다. 글의 어원도 식물을 의미하는 Phyton=plant과 살균력을 의미하는 Cide=Killer(살인자)의 의미로 식물이 분비하는 살균물질이라는 뜻이다. 피톤치드는 나무에게도 유익한 역할을 하지만 사람에게도 좋은 역할을 하는데 산림욕을 하면 기분도 상쾌해지고 면역력을 높혀 주는 역할을 한다.

필자의 병원은 암치료에 무엇보다 인간과 자연이 함께하는 치료법을 중시하는데 전국에서 모인 암환우들에게 인기가 높은 이유가 편백 숲 속에 자리 잡고 있기 때문이다. 필자는 항상 환우분들께 "암치료 뿐 만 아니라 모든 질병 치료에 자연치유력인 면역력이 가장 중요하다. 그 자연치유력을 향상 시키는 방법은 자연으로 돌아가는 것이다."라고 강조한다. "특히, 암세포는 산소를 싫어하고 활성산소를 좋아하며 산성화된 체내 독소가 많이 있는 것을 좋아하는데, 암을 치료하려면 암이 싫어하는 조건을 만들어 주어야하는데 그 것이 바로 해독과 풍욕이다." 사람은 폐로만 호흡하는 것이 아니다. 호흡으로서의 의미보다 몸의 독소를 피부를 통해 배출하고 좋은 산소를 공급하는 것이 목적이다. 과학적으로 일일이 증명하기에는 어렵겠지만 풍욕을 하기 전과 한후의 컨디션이나 활성산소량의 변화를 보면 피부호흡! 풍욕의 효과와 중요성을 알 수 있다."

피톤치드의 효과를 떠나서 삼림욕과 등산은 사람을 즐겁게 한다. 일주일 동안 격무에 시달린 스트레스를 한 번의 등산으로 풀 수 있다. 기분이 좋아진다면 자율신경계의 부교감신경의 자극으로 면역력을 키워주는 역할을 한다. 숲에 가면 마음이 안정되고 몸이 활성화 되는 치유의 느낌을 인간은 본능적으로 알고 있는 셈이다. 산속의 나무들이 내품는 천연의 산소는 과립구가 만들어낸 독소를 해독하고 배설하는 데 도움이 된다. 편백나무 숲에서 등산이나 운동은 암을 치료하고 예방하는데 1석 3조의 효과가 있는 것이다.

여러 보고서에서도 숲 치료는 면역세포를 활성화 시키고 스트레스 호르몬을 감소시켜 수면장애 우울증 불안증 등을 치유했다고 밝히고 있으며, 피톤치드와 음이온은 천연 항염증 작용과 항균작용이 있으며 항산화 작용이 강해 활성산소를 제거해 암 치유에 도움이 된다. 암을 비롯한 아토피나 알러지비염 등의 면역질환의 공통점이 비타민D가 부족하다는 사실이 최근 발표되었는데, 숲을 걸으면서 얻는 선물인 햇빛은 비타민D를 활성화되어 뼈를 튼튼하게 하고 암의 증식을 억제하는 효과가 있어 최근 비타민D에 대한 조명이 새롭게 이루어지고 있다.

  암 환자를 대상으로 실시된 A보건소의 숲 치료는 숲속 피톤치드를 호흡함으로써 암 환자 전두엽의 알파파를 증가시키고 면역력을 증가시키며 세로토닌 분비를 활성화하여 암 환자의 몸과 마음을 치유하는 효과가 있었다고 한다.
  일본에서도 성인남자 12명을 상대로 숲 치료의 효과를 측정한 실험이 실시되었다.
  삼림욕장에서 3일간 머무르게 한 다음 몸속에 NK세포의 활성도를 측정했다. 숲속에 머문지 1일째 26%, 2일째 52%의 NK세포 활성도가 측정되었는데, 항암식품으로 잘 알려진 버섯류는 40%, 동충하초 30% NK세포 활성률에 비하여 더 높은 수치다. 숲 속에 있는 것 만으로도 항암식품을 먹은 것 보다 더 나은 면역세포 활성도를 보인 것이다.

  피톤치드는 편백나무에서만 나오는 것은 아니다. 대나무는 여름철에 편백나무보다 2배 많은 피톤치드를 내 품고 있지만, 대나무는 숲으로 조성하는데 한계가 있어 가까운 곳에서 삼림욕을 하기엔 편백나무 숲이 용이하다. 편백나무의 피톤치드는 바이오리듬처럼 하루에도 분비되는 양이 다르다. 오전 10시부터 오후2시 사이에 가장 많은 양이 나온다고 알려져 있다. 삼림욕을 하더라도 이 시간대가 가장 적격이다.

6) 야채수(유기농 야채주스)

(제2장 자연치유의학편 참조)

　암치료 중에 가장 많이 시도하고 가장 먼저 별 효과가 없다고 포기하는 요법이지만 왜 하는지 효능은 무엇인지 모르고 있는 분들이 대부분이다. 야채수가 어떻게 좋은지, 어디에 좋은지! 알아보자. 야채수는 일본의 화학박사인 다테이시 가즈박사가 야채수를 주제로 책을 내놓을 정도로 굉장히 좋은 효능들을 가지고 있으며 TV '생로병사의 비밀' 뿌리채소의 건강학에서 다루어진 적이 있으며 암 치료 뿐 만 아니라 가벼운 감기에서부터 성인병이라고 하는 당뇨, 치매, 중풍을 비롯해 아토피를 비롯한 각종 면역질환에 상당한 효과가 있는 것으로 알려져 있다. 건강한 사람에게도 야채스프를 복용해 질병을 예방하고 피로를 없애주며 피부노화 방지나 해독에도 탁월한 효능이 있다.

7) 햇빛(비타민D요법)

　암치료에 도움이 되는 비타민은 비타민C를 쉽게 떠오르지만 비타민D가 암 생존율을 높이는 데 도움이 된다는 사실을 모르는 경우가 많다. 비타민D가 암을 예방한다는 것은 널리 알려져 있는 사실로 비타민D는 칼슘의 흡수를 높여 뼈를 건강하게 하는 역할을 하며, 부족할 경우에는 여러 종류의 암, 심장병, 당뇨병, 다발성 경화증, 인지능력 감소 등 만성질환과 생명에 위협을 주는 각종 질병을 일으킬 수 있다.

　비타민D는 햇빛에 노출된 피부를 통해 체내에서 합성되며, 우리 몸에 필요한 비타민D의 90%가 공급되며 나머지는 먹는 식품으로 보충된다. 식품에는 연어, 참치, 고등어 등 생선과 간, 달걀, 치즈 등에 들어 있으며 비타민D가 첨가된 시리얼, 우유, 비타민D 보충제를 통해서도 섭취가 가능하다.

2014년 7월 영국 에든버러대학 의학연구소 유전자연구실 맬콤 던롭 박사는 '임상종양학 저널'(Journal of Clinical Oncology) 최신호에 실린 연구논문에서 비타민D가 대장암 환자의 생존율을 높일 수 있다는 새로운 연구결과를 발표하였는데, 그 동안 비타민D가 전립선암과 간암, 대장암 등 다른 여러 종류의 암을 예방한다는 연구결과를 다시 한 번 뒷받침해주는 내용이다.

특히 박사는 "대장암 환자는 혈중 비타민D 수치가 높을수록 사망 위험이 낮아진다"고 밝혔는데 비타민D 혈중수치가 높은 그룹의 5년 생존율은 75%였으나, 낮은 그룹은 66%에 못 미치는 것으로 나타났다.

중국과학원 생명과학연구팀도 암환자 만 7천여 명을 대상으로 25편의 관련 논문을 종합 분석한 결과, 비타민D의 혈중 수치가 1리터에 10나노몰 늘어날 때마다 암 생존율이 4%씩 높아진다고 했으며, 영국 엑시터 대학 의대 데이비드 J. 레웰린 교수팀은 치매와 심혈관질환, 뇌졸중 병력이 없는 65세 이상 남녀 1600여명을 대상으로 6년 동안 진행된 심혈관 건강연구 자료를 분석한 결과, 비타민D가 부족하면 치매 위험이 최고 2배 이상 높아지는 것으로 나타났다.

하지만 이렇게 중요한 영양소인 비타민D를 건물 안에 있는 시간이 길어지고, 자동차 문화로 인해 운동부족과 함께 햇빛을 볼 시간이 줄어 일상생활에서 얻기가 쉽지 않아 졌다. 특히, 학원과 집을 오가는 어린이들이 햇빛을 보는 시간이 줄어들기 때문에 아토피나 알러지비염 등과 같은 면역질환이 늘어나고 있다.

필자의 병원 내에 있는 편백나무 산책길에 비타민로가 있다. 몇 년 전 산불로 인해 큰 나무가 사라져 햇빛이 많이 들이는 곳이라 붙은 이름이다. 환우분들 사이에 자연이 선물한 가장 좋은 온열치료라 부르며 맑은 날 매일 걷는 것과 햇빛을 쬐면서 비타민D를 얻고 있다.

햇빛을 충분이 쬐어도 암환우분들 혈액을 보면 비타민D가 부족한 경우가 많기 때문에 3개월에 1회씩 주사요법으로 공급해주고 있다.

◆ 햇빛=햇빛만 잘 쬐어도 하루에 필요한 비타민D의 80%를 얻을 수 있다. 피부가 흰 사람들은 하루 30분 정도만 쬐여도 충분하고, 피부가 검은 사람은 2시간 정도 필요하다.

◆ 우유=우유 한 컵에는 대략 100IU의 비타민D가 들어있다.

◆ 달걀=노른자 하나에는 21IU의 비타민D가 들어있고 흰자에는 순 단백질이 있다. 완전식품이라는 이름에 걸맞게 달걀은 영양의 보고다.

◆ 버섯=한 연구에 따르면, 양송이는 중파장(파장 280~320㎜) 자외선을 쬐면 내부에 있는 비타민D가 400%까지 늘어난다고 한다. 버섯은 저지방, 저 칼로리 식품으로 버섯만 먹거나 피자, 햄버거, 샐러드 오믈렛에 곁들여 먹으면 좋다.

◆ 새우=오메가3가 풍부하며 고단백에 지방, 칼로리는 낮다. 대신 콜레스테롤은 조금 높다. 새우 85g에는 129IU의 비타민D가 들어있다.

◆ 대구 간유=생선 기름은 먹기가 거북하지간, 요즘은 향신료를 첨가해 다소 먹기가 낫다. 큰 스푼 하나의 양이면 하루치의 340%에 해당하며, 필수 지방산인 오메가3도 풍부하다. 다른 간유에도 오메가3가 풍부하지만 비타민D는 대구 간유에만 있다.

◆ 참치=비타민D가 들어있는 가장 확실한 식품이다. 단백질과 오메가3도 풍부하다. 참치 85g에는 비타민D 200IU 정도가 들어있다.

◆ 연어=오메가3가 들어있다. 자연산 연어에는 양식 연어보다 비타민D가 4배나 되고, 자연식품 가운데 가장 많이 들어있다.

8) 동종요법

동종요법은 독일 의사 하네만에 의하여 18세기에 창시된 요법으로 벨기에가 보완대체요법으로 가장 많이 사용하고, 터키, 스웨덴, 이탈리아, 스페인, 그리스 등 유럽 14개 나라에서 사용되는 보완대체요법이다. 동종요법은 유럽에서 많이 쓰고 있지만 암 치료에 있어서는 인도가 발달했는데, 국가적으로 이 치료법을 후원한 결과다.

1990년부터 2005년까지 2만 여 명의 암 환자를 대상으로 암 연구 임상이 실시되었는데, 참여한 암 환자 모두가 수술, 항암요법, 방사선치료 등 어떠한 현대의학적인 치료 없이 오직 동종요법으로만 진행되었는데, 인도이기에 가능한 실험이었다. 실험 결과 20%의 암 환자가 완치되었고, 호전되거나 증상이 완화된 환자가 20%라는 놀라운 결과가 나왔고, 미국 암 연구소는 인도의 동종요법에 주목하고 공동 연구를 진행하고 있다.

미국 MD앤더슨 병원에서 뇌종양과 유방암을 대상으로 실험한 결과 동종요법의 항암 효과가 일부 인정되었고 결과는 국제암학술지인 IJO.2010.36(2)에 발표되었다.

동종요법 약제 중에 암 치료에 쓰이는 칼시노신은 '칼시노신의 암 치료 기전'이라는 논문에 '칼시노신 복용으로 암 예방과 증식을 억제하는 유전적 특성이 강화된다.'고 했으며 장점으로 바로 효과적인 치료법이면서도 부작용이 전혀 없고 합병증이 없으면서 효과적으로 삶의 질을 향상시킨다는 것이다.

최근 연구에서도 유방암 조직에서 추출한 칼시노신이 간암을 치료하고 예방하는 효과가 있는 것으로 밝혀졌다.

동종요법의 암 치료는 체력이 약하여 의학적인 치료를 전혀 할 수 없는 상태이거나, 말기암이나 호스피스 환자처럼 현대 의학 치료를 할 수 없는 경우 큰 도움이 되고 있다. 물론 3대 항암치료와 병행하여 부작용 감소와 증상 완화 등의 효과도 얻을 수 있다.

동종요법(Homeopathy)의 원리

현대의학의 치료는 열이 나면 해열제를 처방하여 열을 내리고, 기침하면 진해거담제를 처방하여 기침을 멎게 하는 치료법으로 증상과 반대되는 방법의 약물로 치료한다하여 대증요법(Allopathy)이라 하지만 동종요법에서는 병이나 증상을 억누르는 것이 아니라 오히려 우리 몸에서 균형이 깨지거나 독소를 배출하기위해 나타나는 반응이라 생각하고 그 증상을 지지하는 처방을 한다. 감기에 걸리면 열이 나는 것은 차가운 기운을 이겨내고 바이러스를 물리치기 위한 면역반응이기 때문에 열을 내리는 치료를 하는 것이 아니라 오히려 이불을 둘러쓰고 땀을 빼주면 치료가 되는 이치라는 것이다.

설사를 하는 것도 우리 몸의 독소를 빼내는 현상이기 때문에 지사제로 설사를 멈추는 것은 증상을 없앨 수 있지만 독소가 빠져나가지 못해 오히려 인체에 문제가 되기 때문에 지사제를 처방하는 것이 아니라 오히려 설사를 유발하는 약성분을 처방하는 치료방법이다.

사람이 병이 오는 이유는 본래의 삶의 방식에서 무엇인가 잘못되었기 때문으로 잘못된 부분을 풀어주는 것은 동종의 기운만 있으면 된다는 것으로 사용되는 처방은 동식물이나 광물질을 최대한 많이 희석하고 진탕(흔들고 두드리는 행위)하여 그 자체를 복용하는 것이 아니라 그 물질에 있는 기를 흡수하여 몸에 부족한 기운을 보강해주는 원리다.

어떻게 보면 한의학의 원리와 같으며 자연의 법칙을 따르는 원리다.

연금술사로 유명한 파라셀수스는 "진실의 가치는 물질요소에 있는 것이 아니라 그 본질에 있는 것이다."라고 말하며 물질 안에 숨어 있는 본질을 끄집어내어 아주 적은 양으로도 치료가 된다는 것을 알고 있었다.

초미량의 법칙으로 몸에 해로운 물질이라도 그것을 천문학적으로 희석하면 독성을 없애지만 그 자체의 본질은 남게 하여 치유하는 원리다. 그래서 암에 사용하는 암세포나 비소와 같은 독극물도 초 미량으로 희석하면 해롭지 않은 이유다.

파라셀수스 사뮤엘 하네만은 말라리아에 효과가 있다는 기나라는 약을 실제로 달여 마셔 보았더니 말라리아와 같은 오한, 통증, 탈수, 무기력 등의 증상이 나타나는 것에 힌트를 얻어 말라리아에 걸린 사람의 증상을 없애주는 약이 건강한 사람에게는 오히려 말라리아와 같은 증상을 유발한다는 것을 발견하고 체계적으로 구축한 것이 동종요법이다.

더 자세한 것을 알고 싶다면 유미토라코가 지은 '동종요법 가이드북'과 라마크리스난 박사가 가져라암을 동종요법으로 치료한 사례들을 정리한 '암의 절망과 고통을 넘어서다'를 참고하기 바란다.

다음 내용은 '암의 절망과 고통을 넘어서다'에서 책을 번역한 최재성 내

과원장의 서문을 발췌한 내용이다. "하나의 의학체계가 모든 것을 다 치료할 수는 없습니다. 동종요법은 유럽 등 선진국에서 암 환자들이 많이 선호하는 검증된 보완대체요법 중의 하나이고 효능이 좋으며 동종요법 치료제의 특성상 안전성이 이미 확립되어 부작용이 없으며 가장 경제적이기까지 하다며 동종요법에 의한 암의 보완대체치료를 권장하고 보급할 필요가 있습니다. 특히 인도에서 개발된 동종요법 암 치료제는 미국 국립암연구소가 그 효과를 인정하여 공동연구를 제안할 정도로 기대되는 바가 큽니다."

9) 미네랄 요법

환자들은 일반인에 비해 모든 기능이 떨어져 소화와 흡수, 세포대사 등 대사기능이 불안정하고 저하되어 있기 때문에 일반인 보다 많은 효소와 미네랄이 필요하다. 최근에는 모발검사와 혈액검사를 통해 다양한 미네랄의 측정이 가능해졌고 해로운 중금속의 측정도 가능해졌다. 생명체를 구성하는 필수 원소인 탄소, 수소, 산소, 질소 등 네 가지 원소를 제외한 알루미늄, 철, 마그네슘, 칼슘, 구리, 망간, 크롬 등의 인체를 구성하는 원소들의 총칭을 미네랄이라 칭한다. 그래서 미량이지만 생명체에 없어서는 안 될 필수 요소를 일컫는 말이기도 하며, 우리 몸속에서도 비중을 많이 차지하는 미네랄이 있는데 나트륨, 칼슘, 마그네슘, 칼륨 등은 잘 알려진 미네랄이다. 최근 아연, 셀레늄, 크롬 등이 건강증진과 암 치료에 중요한 미네랄로 부각되고 있기도 하다.

농약이나 화학비료로 산성화되고 붕괴된 토양에서 자란 농산물로는 자연요법의 천재 거슨 박사도 결국은 3-40년 뒤에는 자연요법도 소용이 없는 날이 올거라며 손을 들어버리게 된다.

요즘 TV나 신문을 보면 산삼 배양근을 음료나 약으로 판매하는 것을 보는데, 과연 효과가 있을까? 심만이들에 의하면 산삼은 자라는 곳에서만 자란다고 한다. 산삼이 자랄 수 있는 토양이 따로 있다는 것이다. 산삼은 그 땅의 기운을 먹고 자란다. 그 땅의 지력이 있어야 수 십 년, 수 백 년을 살 수 있는 것이다. 산삼은 그 땅의 지력이 부족하면 잠을 자고, 그 땅이 다시 힘을 얻게 되면 다시 잠에서 깨서 자라 수 십 년, 수 백 년을 사는 것이다. 성분으로만 따지자면 사포닌 성분만 있으면 되겠지만 땅속의 각종 미네랄과 영양분을 공급받고 자란 산삼과 그저 배양액에 영양분을 주고 자란 산삼의 효과가 같을 수 있을까?

산속에서 자란 나물이나 채소, 약재들은 지금까지 우리 식단에 올라온 성분과는 다른 무언가가 있다. 흙에 생명이 있다는 말은 틀린 말 같지만, 실제 살아있는 흙과 죽은 흙의 구분이 있다. 같은 땅에 같은 농사를 수년간 아니 수 십 년간 짓는데, 그 땅의 힘이 온전히 남아 있을까? 예전엔 땅에서 나온 것을 다시 땅으로 돌려주었다. 땅에서 재배한 것을 먹고 배설한 인분과 짚으로 두엄을 만들어 다시 땅에게 돌려주어 땅의 힘을 유지시킨 조상의 현명한 지혜가 있었기 때문이다. 하지만 요즘 시골의 논을 보면 하얗게 돌돌 말아진 것을 보게 된다. 짚을 사료대신 소에게 먹이기 위함이다. 그리고 소의 배설물은 대부분 해양투기를 한다.

우리의 흙은 이미 산성화 되었고 산성도가 높아지면 농작물의 성장과 수확률이 낮아지기 때문에 수확량을 높이기 위해 각종 화학비료를 통해 곡식에 영양분을 공급한다. 그 인공화학비료의 힘을 빌어 자란 곡식이나 채소가 과연 인체에 좋은 영향을 줄 것인가? 아무리 보기에 좋고 항산화작용이 많이 함유된 과일이나 채소들이라 할지라도 그 작물이 어떤 땅에서 자라고 수확되었는지가 중요한 관건이다.

흙은 모든 만물의 혼이 섞인 종합체이다. 각종 동물과 식물의 유해와 용암을 비롯한 퇴적돼 형성된 암석이 오랜 기간 침식과 풍화를 거쳐 이루어진 것이 흙이다. 어떻게 보면 없는 것이 없는 흙인 셈이다. 이 흙 속에는 밝혀지지 않은 수 많은 무기물과 유기물이 포함된 천연 약재다.

그런데 우리 토양의 미네랄 밸런스가 화학비료와 농약으로 깨어지고 있다. 이로 인해 체내의 필수미네랄이 결핍되고 생명유지의 고리가 끊어지거나 약해져 비만, 당뇨, 암, 뇌질환, 심장질환이 늘어만 가고 있는 것이다. 우리의 토양이 산성화되고 미네랄이 부족해지면서 그런 토양에서 생산된 농산물을 섭취하면서 조금씩 우리들의 건강이 붕괴되고 있는 것이다.

식물은 자체적으로 미네랄을 생산해내지 못하기 때문에 토양에 더 이상 미네랄이 없으면 식물에도 미네랄은 없는 것이니 우리의 토양을 살리는 것이 건강을 지키고 예방하는 것이다.

* 인체를 구성하는 미네랄의 역할

1.칼슘 : 체내 무기질 중 가장 양이 많은 미네랄 뼈와 치아 구성, 근육 수축, 심장박동 통제

2.칼륨 : 산염기평형을 조절하고 근육 신경의 자극을 전달하고 세포내 삼투압을 조절한다.

3.나트륨 : 산염기 평형유지, 삼투압 및 체액량을 결정

4.마그네슘 : 혈관 이완(각종 혈관성질환 예방에 필수), 산염기 평형 유지,

신경 진정효과
5.유황 : 콜라겐형성, 혈액 해독작용, 세포 원형질 보호
6.붕소 : 뇌기능 향상, 뼈의 성장 특히 관절염 골다공증 환자에겐 필수
7.셀레늄 : 노화현상 억제, 면역력 향상과 항산화력이 탁월하여 암억제
8.망간 : 정신미네랄로 노이로제 정신 분열증, 조울증 등에 효과
9.아연 : 전립선, 생식기관의 정상적인 발육 성장 발육 촉진

10) 니시 의학

니시 의학은 일본 자연의학자인 니시가츠조(西勝造, 1884~1959)에 의하여 창시된 자연요법으로 니시 선생은 어려서부터 원인 불명의 설사와 미열에 시달렸고, 결핵에 걸려 의사로부터 20세를 넘어서 살기 힘들다는 말을 듣고, 스스로 치료법을 찾아 공부를 시작해 7개 국어에 능통해 동서양의 7만 여권의 책과 5만여 가지의 건강법을 접한 끝에 몇 가지의 건강법을 찾아내 스스로 실천해보고 44세에 새로운 의학 체계인 니시 의학을 창시했다.

니시 의학의 4대 원칙은 피(皮) 식(食) 지(肢) 심(心)이라고 하는데, 피부, 음식, 사지, 정신으로 나누고 튼튼하고 깨끗한 피부의 관리, 자연식, 건강한 팔다리의 유지 그리고 긍정적이고 밝은 정신을 갖추면 어떠한 질병에도 들지 않으며 혹 질병에 들더라도 피식지심의 원리에 따르면 곧 건강을 회복할 수가 있다는 것이다. 환자의 경우엔 생채식과 단식을 권했으며 관장을 병행해야 된다고 했다.

니시 선생은 질병의 원인을 크게 4가지, 척추의 부정형(不整形), 혈액순환의 부등속(不等速), 신경의 부조화(不調和), 체액의 불평형(不平衡)으로

나누고 질병을 치료하는 방법으로 경침, 평상, 모관운동, 붕어운동, 합장합척운동, 등배운동으로 우리가 흔히 알고 있는 평상 사용, 경침 사용, 운동요법, 풍욕, 냉온욕, 장청소 등으로 인체를 정화해 줌으로써 자연치유력 즉, 면역력을 회복시켜 각종 난치병을 다스리는 치료법이다.

니시 의학은 약에 의존하지 않고 인체가 가진 자연치유력을 강화하여 모든 병을 예방하고 근본적으로 치료하는 의학으로 천식, 류마티스, 위궤양, 피부병, 심장병 등은 물론 암도 치유하는 기적의 건강법으로 전 세계에 니시 건강법을 실천하는 많은 사람들이 있다.

니시 의학의 식이요법의 핵심은 고기를 금하고 어류는 적게 먹고 채소를 많이 먹고(禁肉小魚多菜), 아침을 먹지 않고(조식폐지), 채소즙, 생수, 감잎차, 현미밥, 채식위주 반찬을 먹는 식습관을 중요시했으니 니시 의학을 한마디로 정리하자면 생활습관 교정치료라고 할 수 있다.

11) 뉴스타트 건강법 NEW START

뉴스타트 건강법은 국내에는 연세대 의대를 졸업하고 미국 위마대학 교수를 역임한 내과 전문의 이상구 박사에 의하여 널리 알려진 치료법이지만 미국의 엘렌 지 화이트(Ellen G White, 1827~1915)여사가 창시한 건강법이다.

저서에서 엘런은 인간 생명 유지의 근원인 햇빛, 물, 공기와 삶을 유지하는데 꼭 필요한 영양, 운동, 휴식 그리고 여유 있는 생활에 필요한 절제와 신뢰의 여덟 가지 사항을 유념하여 건강한 생활을 하자고 주장한다. 영어 첫 글자를 따서 'NEW START'운동이라고 하는 것이다. 제칠일안식일 예수재림교 교인들의 건강 장수 비결이기도 하지만 그 건강 원리는 종교를 떠나 많은 암 환자들이 생활에서 실천할 수 있는 중요한 메시지를 담고 있다.

'NEW START'

Nutrition(영양) : 올바른 식사는 현미, 통밀가루, 잡곡, 생채소 등으로 이루어진 완전 채식

Exercise(운동) : 적당한 운동

Water(물) : 깨끗한 물

Sunshine(햇빛) : 맑은 햇빛

Temperance(절제) : 절제된 생활

Air(공기) : 깨끗한 공기

Rest(휴식) : 적당한 휴식

Trust(신뢰) : 신앙, 믿음

- **N** NUTRITION
- **E** EXERCISE
- **W** WATER
- **S** SUNLIGHT
- **T** TEMPERANCE
- **A** AIR
- **R** REST
- **T** TRUST IN GOD

자율신경계,
의지대로 조절할 수 있다.

우리 몸은 해가 뜨면 일어나고, 해가 지면 잠을 잔다. 이러한 리듬은 우리 몸속 유전자에 입력돼 우리 몸을 자율적으로 조절하게 되는데, 이를 바이오리듬 혹은 써카디안리듬이라고 부른다. 건강을 잘 유지하기 위해선 바이오리듬에 맞춰 활동해야 한다.

인체에 입력된 생체시간에 맞추어 먹어야할 때 먹어야 하고, 자야할 때 잠을 자야 자율신경을 균형있게 유지할 수 있다. 하지만 매일 밤 계속되는 야간작업으로 수면이 부족한 사람, 연이은 과로와 스트레스에 노출돼 불면증이 된 사람들은 교감신경이 지나치게 긴장돼있다.

우리 몸은 자율신경계에 의해 낮에는 교감신경의 지배로 양적인 활동을 하며 밤에는 부교감신경의 음적인 상태로 서로 음양균형을 유지하며 생활한다.

스트레스는 자율신경의 균형을 깨뜨려 원활한 신진대사를 방해한다. 사람에게 가장 좋은 보약과 휴식은 숙면이며, 반대로 가장 큰 과로와 스트레스는 숙면을 취하지 못하는 것이다.

　숙면을 통해 하루 종일 활동하며 자극받았던 세포들의 재생과 복구를 이루어낸다. 해가 뜨면 교감신경이 자극되듯이, 잠을 잘 때 불을 켜둔 채 자는 경우 교감신경이 자극되며, 눈에 있는 망막이 빛을 감지해 수면을 촉진하는 멜라토닌이 분비되지 못한다.

　멜라토닌은 체내 리듬을 조절하기도 하지만 뇌의 항산화 작용을 한다. 깊은 수면을 취하지 못하면 스트레스와 함께 뇌가 산화되고 뇌의 기능이 떨어지는 원인이 되기도 한다.

　하지만 단전호흡이나 수련을 통해서 호흡 뿐 만 아니라 심장박동이나 혈류량을 증가 또는 감소시킬 수도 있으며 불가능하다는 수많은 불수의적인 생리적 기능들을 제어할 수 있다. 흥분하거나 스트레스를 받으면 교감신경이 흥분되고 기분이 좋거나 안정되면 부교감신경이 흥분되는 것처럼 우리 몸의 자율신경을 우리의 의지대로 충분히 컨트롤 할 수 있다.

　그런 의미에서 호흡은 의식과 건강을 이어주는 연결고리 역할을 해낼 수 있다. 호흡을 관장하는 부위는 뇌의 저부에 위치하며, 이 부위는 인간의 감정을 조절하는 부분과 면역부분을 관장하는 부위와 일치한다. 호흡법을 통해 충분히 우리의 감정을 조절할 수도 있다.

　이러한 사실은 자율신경계의 부조화로 면역력의 약화로 발생한 암이나 각종 난치성 질환의 치료에 충분한 가능성을 제시한다. 이러한 제어 시스템으로 호흡법과 명상법, 그리고 기공수련이 충분한 대안이 될 수 있다.

　잠자기 전에, 또는 조용히 자신을 바라볼 수 있는 상태, 감정이 일어나지 않는 평온한 상태가 명상상태인데, 이러한 상태가 되면 우리 뇌는 안정되고 알파파가 나온다.

뇌파가 안정되면, 호르몬 활동도 안정되고 건강하게 하는 호르몬들이 분출된다.

명상을 하게 되면 감정적인 문제나, 호르몬 불균형으로 오는 건강 문제들에 큰 도움을 받을 수 있고, 건강하게 하는 호르몬이 나오기 때문에, 면역력 증대에도 도움이 된다.

명상법은 다양하여 눈을 감고도 명상을 할 수 있고, 눈을 뜨고도 명상을 할 수 있지만, 적당한 호흡법과 함께하는 것이 효과적이다.

명상법은 한 가지만 있는 것은 아니다. 요가나 기공, 태극권, 택견, 검도 등에서 하는 각종 수련법에서 공통적으로 찾을 수 있는 것은 집중하는 것이다. 티베트의 승려처럼 완벽하게 명상을 해야 할 필요는 없다. 건강을 위해 가장 중요한 것은 매일 진지하고 너그럽고 편안한 마음으로 자기 내면에 있는 가장 아름답고 좋은 부분과 교감하는 것이다.

흙은 천연 미네랄의 보고,
딸기 암과 난치병 유기농 식단에
답이 있다.

시골 출신인 나의 기억으로는 한 곳의 땅에 같은 작물을 연속해 짓지 않는다. 연작피해가 크기 때문이다. 같은 작물을 심으면 그 작물에 필요한 영양분이 사라지기 때문이다. 특히 연작을 하면 영양분 중에 질소 성분이 가장 많이 없어지기 때문에 질소를 유일하게 생산해내는 콩을 한 번씩 심는다든지 아니면 가급적이면 한 작물을 오랫동안 경작하지 않고 돌려짓기를 한다.

얼마 전 딸기 재배하는 환자분이 치료가 잘 되어 고맙다며 인사로 병원에 딸기를 가지고 왔는데 맛을 보니 일반 딸기보다 향이나 맛이 썩 뛰어나지 못했다. 알고 보니 수경재배 딸기였다. 물속에 각종 영양분을 공급해 재배한다고는 하지만 땅속에 포함된 각종 미네랄과 밝혀지지 않은 성분들까지 공급은 못한다.

요즘 TV나 신문을 보면 산삼 배양근을 음료나 약으로 판매한다. 과연 효과가 있을까?

심마니들에 의하면 산삼은 자라는 곳에서만 자란다고 한다. 산삼이 자랄 수 있는 토양이 따로 있다는 것이다. 산삼은 그 땅의 기운을 먹고 자란다. 그 땅의 지력이 있어야 수 십 년, 수 백 년을 살 수 있는 것이며, 그 땅의 지력이 부족하면 잠을 자고 지력이 생기면 다시 잠에서 깨 수 십 년, 수 백 년을 사는 것이다.

성분으로만 따지자면 사포닌 성분이 중요하겠지만 땅속의 각종 미네랄과 영양분을 공급받고 자란 산삼과 그저 배양억에 영양분을 주고 자란 산삼의 효과가 같을 수 있을까?

배양해서 키운 산삼은 향기 없는 수경재배 딸기와 같지 않을까 생각한다.

흙은 한방에서 오행과 방위로 중앙과 토의 기운이며 오색으로는 황색, 장부로서는 비장과 위를 지칭한다. 중앙 토의 개념은 모든 사물을 받아들여 치우침이 없이 중용을 만드는 역할을 하는 의미다. 즉, 태극에서 출발하여 음양으로 나누어지는 중간 단계로 음도 아니고 양도 아닌 상태를 말한다.

음양이 오행으로 나뉠 때 양은 목(木)기운과 화(火)기운으로 음은 금(金)기운과 수(水)기운으로 나뉘며 중앙인 토는 그 중간에 위치하여 서로의 치우침을 조절하는 것이라고 생각하면 이해하기 쉽다.

흙은 모든 만물의 종합체이다. 각종 동물과 식물의 유해와 용암을 비롯한 퇴적돼 형성된 암석이 오랜 기간 침식과 풍화를 거쳐 이루어진 것이 흙이다. 어떻게 보면 없는 것이 없는 것이 흙인 셈이다. 이 흙 속에는 아직까지 밝혀지지 않은 수 많은 무기물과 유기물이 포함된 천연 약재다.

우린 음식을 이 흙으로부터 재배하여 먹게 된다.

요즘 건강을 위해선 채식 위주의 식사를 해야한다고 한다. 하지만 채식만 한다고 해결될 문제는 아니다.

농사를 지을 때 논밭에 짓는다. 물론 땅의 힘을 빌어 곡식이 자란다.

예전엔 볏짚과 곡식을 먹고 배설한 변을 섞어 두엄이라는 유기농 비료를 만들어 다시 땅으로 보내져 땅이 품고 있는 미네랄들이 유지가 되었지만 언제 부터인가 논에서 나온 볏짚은 소의 사료로 쓰이고 소의 분변은 해양투기가 되고 우리가 먹고 배설한 분뇨는 정화조로 걸러 바다로 흘러간다.

수년간 아니 수 십 년간 같은 농사를 같은 땅에 지었는데 그 땅의 힘이 온전히 남아 있을까? 우리의 흙은 이미 산성화 되고 영양분이 부족하기 때문에 농작물의 성장과 수확률이 낮아진다. 그래서 수확량을 높이기 위해 각종 화학비료를 통해 곡식에 영양분을 공급한다. 화학비료의 힘을 빌어 자란 곡식이나 채소가 과연 인체에 좋은 영향을 미칠까?

아무리 보기에 좋게 보이는 과일이나 채소들이라 할지라도 그 작물이 어떤 땅에서 자라고 수확되었는지가 중요하다.

요즘 농촌에서는 유기농 친환경 채소를 경작하는 농가가 늘고 있다. 단지 채소나 농작물에 그저 농약을 하지 않고 재배했다는데 의미가 있는 것이 아니라 인공 비료가 아닌 유기농 비료로 농작물에 영양분을 공급하는 것에 의미가 있다고 생각한다.

암 환자나 성인병 환자, 그리고 질병예방 목적으로 유기농 친환경 농작물은 많은 역할을 하고 있다. 유기농을 경작하는 농민은 더 이상 단순한 농사꾼이 아니라 성인병과 난치병을 예방하고 치료하는 가장 훌륭한 의사 선생님이다.

친환경 유기농법으로 가꾼 농작물을 재배하고도 제값을 못 받는 현실에 힘들어 포기하는 농가들이 많다.

농업협동조합은 지역의 친환경 유기농가와 소비자를 직접 연결해 판매하는 직거래를 추진하고 친환경 유기농가에 많은 관심을 기울인다면 FTA로 시름하는 농가에 또 다른 경쟁력과 힘을 실어주는 것이 아닌가 싶다.

창세기에 하나님이 흙으로 인간을 만들었다함은 바로 인간의 근본이 흙에서 출발한 것임을 암시하는 것이며 흙을 떠나서는 안된다는 메세지가 아닌가 생각한다.

효소요법

모든 식물엔 자신을 분해하기 위한 효소가 있다. 이러한 효소는 열에 약하기 때문에 불에 익혀 버리면 효소는 파괴되고 만다. 불에 볶은 콩은 싹을 틔울 수 없다. 자체적으로 분해할 수 없게 돼버린 것이다. 그렇다고 효소를 먹기 위해 모든 음식을 생식할 수는 없다. 왜냐하면 모든 열매나 씨앗은 종족을 번식시키기 위해 자신의 방어 수단으로 독을 품고 있다. 날 것으로 먹을 때 돌아오는 이득보다 실이 많게 되는 경우가 많은 것이다. 한 때 건강과 질병치유를 위해 생식이 유행한 적이 있다. 생식을 해서 건강을 되찾은 경우도 있었지만 대다수에서 소화장애와 각종 부작용 때문에 그 유행은 오래가지 못했다.

우리 몸 속에는 탄수화물, 지방, 단백질을 분해할 수 있는 소화효소가 존재하고 있어서 하루 세끼 정도의 음식물을 소화해 낼 수 있게 프로그램되어 있다.

어떤 이유에서든 소화효소나 대사효소의 생산이 줄거나 과식이나 과로 기타 잘못된 생활습관으로 효소가 부족해지는 경우 질병이 발생한다.

　질병치료의 목적이나 효소의 효과적인 흡수를 위해 고안된 것이 발효다. 발효를 시키면 날 것으로 먹는 부담도 줄지만 독소가 제거되고 효소양도 날 것 보다 몇 배 더 많아진다.

　인체의 소화나 신진대사는 효소의 작용 없이는 하나도 이루어 질 수 없다. 우리가 먹는 음식물을 흡수할 수 있도록 잘게 분해해주는 소화효소에서 흡수된 영양분을 에너지로 바꾸어 주거나 저장하는 일, 각종 유해물질을 제거하거나 해독해주는 일, 포도당에서 에너지를 만들고 발생한 활성산소를 물과 산소로 환원시키는 일, 매일 새롭게 형성되고 파괴되는 세포의 생성과 파괴, 호르몬과 각종 내분비계의 활동, 생각하고 숨쉬고 땀을 내는 자율신경계의 활동까지 관여하지 않는 곳이 없다.

　이렇듯 효소는 인체의 생명활동에 없어서는 안될 요소이지만 나이가 들거나 잘못된 식습관이나 생활습관은 효소생성을 저하시킨다. 효소의 생성양이 줄게되면 소화효소도 줄기 때문에 식사량도 줄고 소화도 젊었을 때 보다 떨어지며 같은 운동량이나 일을 해도 쉽게 지치고 피곤하게 된다. 소화뿐 아니라 효소가 하는 모든 작용들이 약해지게 되고 더 줄게 되면 질병이 발생하거나 노화가 진행된다.

　모든 세포는 에너지가 필요한데 그 에너지를 ATP라 하는데 건강한 세포는 포도당을 이용해 에너지를 만들 때 산소에 의존하는 호기성 호흡을 하지만 암세포는 산소 없이 에너지를 만들기 때문에 에너지 효율면에서 떨어진다.

건강한 세포가 같은 양의 포도당으로 만드는 에너지를 암세포는 건강한 세포가 사용하는 포도당보다 18배 많은 양의 포도당을 사용해야 한다. 그래서 암세포는 기초대사를 하기 위해 보다 많은 포도당이 필요하기 때문에 포도당이 암의 주식이라 말하는 것이다.

PET의 원리도 이러한 암세포의 성질을 이용한 진단법이다.

암세포는 산소없이 에너지를 만들기 때문에 산화방지효소인 SOD나 글루타치온 같은 물질을 만드는 것이 어렵기 때문에 암치료에 있어 항산화물질인 색깔있는 과일이나 채소, 각종 효소가 효과가 있는 이유이기도 하다.

신생혈관 생성을
억제하는 것이 암의
치료법이다.

암세포는 정상세포보다 18배 많은 포도당을 이용해 에너지를 만들기 때문에 종양의 끝 부분으로 보다 많은 포도당 공급을 위해 새로운 혈관들을 만들어 스스로 자급자족해야 한다.

새로운 혈관형성의 신호는 몸 속에 산소가 부족해지거나 당이 부족해질 때이다. 암덩어리는 새로운 혈관 형성 없이는 증식을 못하기 때문에 혈관을 억제한 조건을 만들어 주면 된다. 즉, 새로운 혈관의 신호인 산소와 포도당의 부족 상태를 넉넉한 상태로 만들어 주면 된다. 산속 편백 숲에서 명상이나 단전호흡법은 충분한 산소를 제공해주는 역할을 한다. 그리고 각종 효소요법이 있는데 이는 췌장효소를 도와 인슐린의 효율성을 높여주는 역할을 하는 것이니 암치료에 이러한 요법이 효과가 있는 것이다. 실험실이나 임상에서도 이러한 각종 자연요법에 대해 단지 근거가 없는 요법이니, 어쩌다 치료가 된 사례니 하는 핑계보다 체계적이고 보다 구체적인 연구가 하루 빨리 시급하다.

산소운반능력 저하로 혈액내 산소결핍과 이산화탄소의 증가는 우리몸을 심각한 상태에 빠지게한다.

1941년 노벨 의학상을 수상한 Otto Warburg박사는 암세포는 혐기성 호흡을 하기 때문에 혐기성 호흡을 하는 모든 경우는 암의 원인이며 건강한 세포에 필요한 산소의 60%가 안되면 암세포로 된다고 하였다. 암은 호기성 호흡하는 세포가 혐기성 호흡세포로 변하면서 그 혐기성 세포들의 호흡으로인한 독성 쓰레기 더미가 쌓인 것 뿐이라는 학설을 만들었다.

pH(power of Hydrogen, potential Hydrogen)균형
대부분의 부작용이 없는 대체의학적 치료의 공통점
1. 인체의 산/알카리 균형을 맞추는 것
2. 세포에 산소량을 증가시켜 활성산소를 줄여주는 것
3. 올바른 생활습관을 통한 면역력(자연치유능력)을 높이는 것

몸을 산성화시키는 요인들

모든 생명 활동에 필요한 기본 물질 에너지가 ATP인데, 발전소에서 발전을 위해 석탄, 석유 등 원료가 필요하듯 ATP가 만들어지기 위해서는 거대 영양분인 포도당이 필요하다.

정상적으로 ATP가 발생하고 에너지가 만들어지면 우리 몸은 산성화가 되지 않는다.

ATP는 우리 몸 세포속 미토콘드리아에서 만들어 진다. 만약 발전소 격인 미토콘드리아 기능이 떨어져 비정상적인 기능을 하면 우리 몸은 에너지를 만들 때 발전소의 매연이 생겨 공기가 오염되듯 우리 몸도 산성화가 된다. 미토콘드리아는 에너지를 만들 때 자동차 엔진이 매연을 어느 정도 배출하듯 2~5%의 산화 물질인 활성산소를 만들어낸다.

필연적으로 생기는 산화 물질은 우리 몸의 세포, 그중에서도 미토콘드리아를 가장 먼저 공격한다. 나이가 들수록 적절한 칼로리를 섭취해야 하는 까닭도 과잉 섭취를 하면 산화 물질이 많이 만들어지기 때문이다. 또 25세

이상이 되면 노화가 진행되면서 항산화 효소가 점점 소멸되기 때문에 외부에서 항산화 물질을 얻어야 한다. 외부에서 얻을 수 있는 항산화 물질로는 비타민, 미네랄, 파이토 케미칼(phytochemical, 식물 속 화학 물질) 등이 있다.

가장 먼저는 신선한 과일, 채소 등 음식물에서 항산화 물질을 얻고, 그래도 부족하면 건강보조식품을 통해 보충해야 한다.

타액은
몸의 균형을
볼 수 있는 창문이다

우리 몸은 항상성이 깨지면 질병 혹은 불편함으로 간다. 체온은 36.5도 내외, 수분은 65%정도, pH(산, 알카리 판단 기준)는 7.35±0.5 정도로 유지돼야 건강한 상태라고 볼 수 있다. 평소 체온, 수분량에 대해서는 신경을 쓰지만 몸의 pH에 대해 살펴보는 사람은 드물 것이다. 하지만 몸의 pH가 낮아져 산성화되면 약 200가지의 질병에 노출될 가능성이 있고, 그중에서도 대표적인 질병인 암에 취약해진다. 반대로 암세포는 약알카리 상태에서는 번식하기 어렵다.

몸의 pH가 7.4정도면 약알카리고, 4.5~6.5는 약산이다.

이 수치에 해당된다면 질환에 걸렸을 가능성이 있고, 특히 4.5 가까이로 내려갔을 때에는 암과 연관성을 의심해봐야 한다. 물론 우리 몸의 부위별로 산, 알카리 정도는 다르다.

예를 들어 외부의 병균을 죽이고 단백질을 소화시키는 역할을 하는 위는 강산일수록 건강하고, 피부는 외부의 감염으로부터 몸을 지키기 위해 약산성이어야 한다.

이것이 전체적으로 조화를 이뤄 타액이 약알카리로 유지됐을 때 건강한 상태다. 그렇다면 내 몸의 pH는 어떻게 알 수 있을까?

우리 몸의 전체 밸런스를 볼 수 있는 창과도 같은 타액을 통해 쉽게 살펴볼 수 있다.

타액, 혈액, 뇌척수액 세 가지는 세포 외액으로 산, 알칼리 정도가 나란히 가기 때문에 타액만 살펴봐도 몸이 어떤 상태인지 알 수 있다. 타액 검사는 약국에서 판매하는 '스마트 살리바 테스트'를 통해 쉽게 할 수 있다.

이는 리트머스 시험지로 ph 6.8~8까지 잴 수 있는 테스트이다.

이 시험지를 입에 잠시 넣었다 뺀 후, 색표와 비교해 자신의 pH 정도를 체크하면 된다.

임신 테스트처럼 자신의 건강 상태를 스스로 알 수 있는 것이다.

몸이
정상 pH 범위를
벗어났다면

이 테스트를 통해 몸이 약알칼리가 아닌 산성에 가깝게 나왔다면 가장 먼저 의심해야 할 부분은 칼슘의 결핍이다. 칼슘을 보충하면 산, 알칼리 밸런스를 맞추는 데 도움이 되는데, 칼슘이 많은 음식은 우유, 시금치, 코랄 칼슘 등이다. 하지만 우유는 산성 물질이고, 한국인 중에서 우유 속 단백질을 소화시키지 못하는 사람들이 많으므로, 이보다는 건강기능식품으로 나온 코랄 칼슘을 추천한다.

산호 속에 들어 있는 코랄 칼슘은 쉽게 이온화되기 때문에 소화 흡수가 빠르다. 이때 중요한 것은 칼슘을 흡수시키기 위해서는 반드시 비타민 D가 필요하다는 것이다.

혈중 비타민 D의 정상 수치는 25ng/mL 이상, 하지만 한국인 전체 중 80% 이상이 비타민 D의 수치가 정상을 밑돈다. 비타민 D 수치를 늘리기 위해서는 햇빛을 쬐야 하는데 아무 때나 햇빛을 받는다고 해서 비타민 D의 수치는 늘어나지 않는다.

가을, 겨울철에는 오전 11시~오후 2시 사이에 1시간 정도 산책을 하며 햇빛을 받는 것이 효과적이다. 자가 진단을 통해 몸이 정상 pH 범위를 벗어났다면 평소 먹는 음식의 산성, 알칼리성을 따져서 알칼리성 식품 위주로 식단을 조정할 필요가 있다.

우리가 평소 먹는 식품들은 대부분 산성이기 때문. 약알칼리수를 마시는 것도 도움이 된다.

단, 알칼리수는 음식물과 함께 마시면 소화액을 중화시켜 소화에 방해가 되므로 식사 전후 30분 동안은 피한다. 영양소 섭취뿐 아니라 호흡에도 신경을 써야 한다. 잘못된 호흡으로 산소를 충분히 공급하지 않으면 몸이 산성화되기 쉬우므로 코골이, 수면 무호흡 등의 증상이 있는지를 체크하자.

무엇보다 스트레스 호르몬은 우리 몸을 산성화시키는 큰 원인 중 하나이므로 스트레스 관리도 필수이다.

내 몸의 pH 농도, 스스로 체크하는 법

건강한 사람은 산성과 알칼리성 물질이 밸런스를 맞추면서 약알칼리(ph 7.35±0.5) 상태를 유지한다.

이런 항상성이 깨져 몸이 산성으로 변화되면 각종 질환이 발병할 위험이 높아지므로 평소 자신의 몸속 pH 농도를 살펴볼 필요가 있다. 쉽고 간편하게 체크할 수 있는 방법은 약국에서 '스마트 살리바 테스트'를 구입해 타액을 통해 자가 진단하는 법이다.

자가 진단을 통해 몸이 산성화됐다고 판단되면 2~3개월 동안 균형을 맞추는 노력을 기울인 후 다시 검사해볼 것.

1. pH 검사는 음식물을 섭취하고 적어도 30분 후에 한다.
2. 리트머스 시험지인 스트립을 입에 넣기 전, 침을 한 번 삼키고 앞니를 마주쳐 깨끗한 침이 나오도록 한다.
3. 스트립의 일부를 입에 넣어 타액을 충분히 적시고 3초 후에 빼서 pH 컬러 차트의 색상과 비교해 판정한다.

4. 타액의 정상 범위는 기상 직후에는 pH 6.7~6.9, 기상 30분 이후에는 pH 7.1~7.4이다.
5. pH가 기준보다 낮을 경우 소화 흡수 장애, 필수 지방산 결핍, 알칼리 미네랄(칼슘, 마그네슘, 칼륨)결핍, 만성 스트레스, 운동 부족 등이 원인일 수 있다. pH가 기준보다 높을 경우 소화장애, 저위산증, 과호흡, 관절의 뻣뻣함 등이 원인이 될 수 있다.

우주를 이루고 있는 물질이 매우 복잡하고 많을 것 같지만 실제 108가지 원소물질로 이루어져 있다. 이 원소들 중 수소가 가장 첫 번째이고 기본 물질이며 우주의 원자물질 중 90%가 수소로 이루어져 있고 태양이 수소의 융합에너지에 의해 지구에 생명의 원동력이 되는 것처럼 우리 몸 속에서도 ATP를 생산하는 요소로서 가장 중요한 역할을 한다.

우리 몸은 70%가 물(H_2O)로 이루어져 있고 이물은 수소이온(H^+)과 수산기(OH^-)로 이루어져 있는데 수소이온이 많으면 산성, 수산기가 많으면 알카리성이다.

수소 이온농도는 pH로 표시하는데 이는 로그함수로 수치한 것인데 pH7.35가 중성으로 알고 있는데 pH6.35는 pH7.35의 수소 농도보다 10배가 높다고 이해하면 된다. pH5.35라면 농도가 100배 높은 것이니 단순히 7.35와 5.35의 차이가 2정도 차이가 아닌 100배의 차이가 되는 것이다.

우리 몸의 모든 정상적 생리활동은 pH7.35일 때 최적이게 설계돼 있고 특히, 산소를 운반할 때나 에너지를 만들어 낼 때도 그렇다. 하지만 우리가 칼로리만 높고 영양이 없는 인스턴트음식이나 가공식품, 탄산음료 등으로 우리 몸을 산성화시키고 있다.

산성화는 산화라 하는데 쉽게 이야기하면 녹스는 것과 유사하다. 산화의 주범은 활성산소인데 세포벽을 파괴하고 유전자를 변화시켜 결국 우리 몸의 면역체계화 생명활동을 방해하여 결국 질병을 일으킨다.

다시 말하면 암세포가 살기 좋아하는 환경은 산성상태와 산소량이 적을 때이며 반대로 알카리상태와 산소가 많을수록 암세포는 증식을 하지 못한다. 만약 당신의 몸이 산성체질로 나온다면 자동차 엔진에 빨간 경고등이 켜진 것이니 그 상태를 방치 한다면 곧 자동차는 멈춰설 것이다.

산성화된 신체는 질병이나 암에 취약한 조건이며 알카리화된 신체는 건강조건임을 알았으니 이젠 적정한 pH를 유지하는 방법이 어떤 것이 있는지 알아보면 암의 치료법도 찾을 수 있을 것이다.

가장 쉬운 방법이 음식을 조절해서 먹는 것이다. 가장 이상적인 음식 섭취는 산성음식 20%, 알카리음식 80%가 가장 좋다.

1.대표적인 알카리 음식 : 색깔있는 생과일이나 채소, 된장, 청국장과 같은 발효식품, 녹차, 새싹채소, 올리브오일 기타
2.중성음식 : 요구르트, 버터
3.산성음식 : 설탕, 육류, 술, 담배, 초콜릿, 가공음식 탄산음료, 커피

어떤 사람이
암에서 자연치유 되는가?

'어떤 사람이 차에서 숲을 향해 담뱃불을 던졌을 때 왜 그 때마다 화재가 발생하지 않습니까?' 숲에 불이 나지 않는 데는 많은 이유가 있을 것이다.
1.담뱃불이 잔디나 숲에 안 떨어지고 포장도로에 떨어질 때
2.최근에 비가 와서 잔디가 젖어 있을 때
3.잔디는 건조한데 불이 붙기 전에 담뱃불이 먼저 꺼질 때
4.불은 붙었는데 잔디가 물에 둘러쌓여 있을 때
5.화재는 발생했지만 바람이 세게 불어 불이 꺼졌을 때

우린 주위에서 항암 치료나 수술을 하지 않고 기적처럼 암을 이겨낸 사람들을 볼 수 있다. 이유야 어떻든 저절로 나은 것인데 이를 자연치유가 됐다라고 한다. 자연치유가 된다는 것은 우리 몸 속에 암을 이겨낼 수 있는 보호기전이 있음을 시사하는데 이 기전이 면역력이며 자연치유능력이다.

암을 치유하는 면에서 병원이나 의사만이 유일한 방법은 아니다. 결국 의사가 치료하는 궁극적인 목표도 잃어버린 자연치유력을 되살려 놓으려는 것이다.

사주와
운명은
바뀌는가?

결혼을 하기 전이나 중요한 일을 하기 전에 궁합이나 사주를 본다. 그렇다면 이 사주는 결정돼 있으며, 운명도 바뀌지 않는 것일까? 궁금하지 않을 수 없다.

운명이 바뀌지 않고 결정돼 있다면 과연 우리는 발보둥치며 악착같이 살 필요가 있는 것일까? 그 숙제가 최근 유전자를 알게 된 후 그 답을 찾게 되었다. 결론부터 말하자면 사주는 바뀌지 않지만 운명은 바뀐다. 사주팔자(四柱八字)에서 사주란 태어난 년월일시(年月日時)를 말하고 팔자란 사주가 간지의 여덟 글자로 이루어졌다는 의미다.

그래서 태어난 시간이 같다면 사주는 같은 것이다. 일란성 쌍둥이는 그래서 사주가 같다.

얼마 전 TV에서 일란성 쌍둥이 중 한명은 위암으로 수술을 하고 또 다른 한분은 건강한 삶을 살아가고 있는 모습을 보았다. 일란성 쌍둥이의 경우 유전적으로 같은 세포에서 출발하기 때문에 유전자 구조가 태어날 때는 거의 일치한다.

　얼마 전까지만 해도 한번 가지고 태어난 유전자는 변하지 않는다고 믿고 있었으며, 인간은 유전자에 의해 모든 것이 결정되어진다고 믿었지만 최근 그렇지 않다는 것이 하나씩 밝혀지고 있다.

　유전적으로 암에 걸리기 쉬운 유전자를 가지고 태어난다 하더라도 관리를 잘하고 좋은 환경이나 좋은 음식, 좋은 생각들로 생활을 한다면 암에 걸리지 않을 뿐더러, 암의 발생을 낮출 수 있다.

　사주 즉, 태어난 생년월일은 바뀌지 않지만 운명은 어떻게 사느냐에 따라 바뀐다.

　운명론자들은 사주나 운명은 결정되어져 있다고 믿지만 사주가 사람의 인생을 결정하지는 않는다. 사주를 보는 명리학자는 사주보다 앞선 것이 관상이라 말하며 관상과 사주를 같이 본다. 이러한 관상은 마음이 움직인 대로 환경에 노출된대로 바뀐다. 웃으면 웃는 관상이, 슬프고 고민만하면 근심어린 관상이 되는 것이니 결국, 관상이나 운명은 마음과 환경에 의해 바뀐다는 것이다.

　일란성 쌍둥이에게서 먹는 것이나 스트레스와 같은 주위 환경에 의해 암이 발생하고 발생하지 않는 것을 알게 되었다.

　인간은 자연의 일부분으로 대자연의 영향을 받는 것은 당연한 일이며 실제로 적도에 사는 사람과 북극에 사는 사람의 풍토병이 다름은 자명한 일이다. 마찬가지로 여름에 태어난 사람과 겨울에 태어난 사람의 기운은 분명 다르다.

한의학에서는 인간은 지구와 우주의 큰 자연 환경의 지배를 받으며 자연의 순환과 함께 살아가는 생명체로 인식하고 대자연을 대우주, 인간은 또 하나의 소우주(小宇宙)라고 말하고 자연과 더불어 살아야 건강한 삶을 영위한다는 '천인상응사상(天人相應思想)'을 강조한다.

사주나 운명을 바꿀 수 있는 것이 마음이다. 어떤 마음을 갖고 사느냐에 따라 난치병인 암도 치유가 될 수 있다. 약이나 의사의 도움 없이 스스로 치료되는 것을 자가치유능력, 다른 말로는 면역력이라 한다. 우리 몸은 스스로 외부에서 오는 바이러스의 공격을 방어하거나 내부에서 발생하는 암세포를 제거할 능력이 있지만 어떠한 이유에서 이러한 시스템에 문제가 발생하고 결국 질병과 암이 발생하게 된다.

결국 어떠한 난치성 질환이라 할지라도 이러한 시스템의 복원이 이루어진다면 치료가 되고 다시 정상적인 상태로 되돌릴 수 있는 것이다.

잃어버린 우리 몸의 자연치유 능력을 되돌리는 가장 효과적인 방법은 긍정적인 마음으로 자연과 어우러져 사는 것이다. 사주에 나타난 대자연의 부족한 기운을 잘 살펴 자연속에서 부족한 기운을 얻는 것도 좋은 치료가 되지 않을까?

암 억제 유전자에 스위치가 있다!

앞에서 유전자가 거의 똑같이 태어난 일란성 쌍둥이가 먹는 것이나 스트레스와 같은 주위 환경에 의해 암이 발생하고 발생하지 않는 것을 알게 되었다.

현대과학이 암의 정확한 원인을 규명하지 않았지만 암의 절반 정도에서 'P53 유전자'에 문제가 생기거나 제 기능을 하지 못하고 있으며 기능이 제대로 되면 암이 억제된다는 공통점이 발견되어 'P53 유전자'를 암 억제 유전자라고 부르고 있다. 이러한 이유로 과학자나 암 연구자들은 'P53유전자'의 연구를 위해 막대한 자금을 쏟아 붓고 있는 가운데 'P53유전자'를 작동시키거나 기능을 멈추게하는 새로운 효소 '핌트(PIMT)'효소를 찾는 데 성공했다. '핌트(PIMT)'효소가 'P53유전자'의 기능에 대한 스위치 역할을 한다. 세포 내에 있다가 'P53유전자'에 메틸기(CH_3)를 붙여 작동을 멈추게 하거나 떨어져나가 다시 작동을 하게 한다. 'P53유전자'는 암억제 유전자로 면역세포들과 함께 우리 몸에 있는 그 어떤 항암제보다 강력하고 부작용이 없는 자연항암제다.

하지만 이 유전자가 메틸화되면 스위치가 꺼져 작동이 멈추게 되어 결국, 암세포를 물리칠 우군을 잃게 되는 것이다.

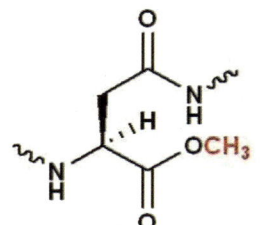

PIMT에 의한 메틸화과정은 'P53유전자'에만 일어나는 현상이 아니다.

우리 몸은 세포로 이루어져 있으며, 세포핵에 있는 염색체의 유전자에 의해 작동되어진다.

유전자 DNA에도 메틸화과정이 있다. 유전자에 메틸기가 달라 붙게 되면 유전자의 작동을 멈추게 하는 스위치 역할을 하고 있는 것이다.

이러한 원리는 유전자가 고장이 난 것이 아니라 일시적으로 작동이 되지 않는 상태가 되는 것이다.

요즘 스마트폰 없이는 단 일분도 못 견디는 시대가 되었다.

스마트폰이 고장이 나지 않았지만 전원을 끄거나 밧데리가 다 되면 작동을 하지 않으니 고장난 것과 같은 현상이다.

그렇다면 유전자의 메틸화는 어떤 경우에 잘 일어나는 현상일까? 그 원인을 알게 된다면 꺼진 유전자를 다시 켤 수 있는 열쇠를 찾고 암을 비롯한 각종 질환을 치료할 수 있는 답을 찾을 수 있을 것이다.

사람은 환경의 영향을 매우 많이 받고 살며, 암을 비롯한 각종 질환은 삶의 결과물이다. 결국 어떻게 살아왔느냐? 어떤 환경에서 살았느냐가 유전자의 메틸화나 유전자의 변형의 결정적 역할을 하는 것이다.

유전적으로 암에 걸리기 쉬운 유전자를 가지고 태어났다 하더라도 관리를 잘하고 좋은 환경이나 좋은 음식, 좋은 생각들로 생활을 한다면 암에 걸리지 않을 뿐더러, 암의 발생을 낮출 수 있다.

메틸화에 의해 유전자가 작동하거나 작동하지 않는다면 메틸화 과정을 제거하는 방법이 유전자를 켜거나 질병치료에 중요한 열쇠가 될 것이다.

그렇다면 어떤 것이 메틸화를 풀 수 있는 것일까?

운동은 단순히 체중을 줄이거나 근력을 강화시키는 것뿐만 아니라 유전자의 메틸기를 제거한다는 내용의 연구가 스톡홀름의 카롤린 연구소(Karolinska Institute)의 줄린 지에라쓰(Juleen Zierath)연구팀에 의해 2012년 3월 6일 세포 대사학(Cell Metabolism)지에 실렸다.

건강한 젊은 성인을 자전거를 타게 한 후, 허벅지 근육에 대한 생체조직 검사를 시행하였는데, 실험 결과 유전자의 메틸화 상태 변화를 관찰하였다.

메틸기가 제거되는 양은 운동의 강도에 따라 달랐으며, 자전거를 가장 열심히 탄 사람에게서 메틸기가 가장 많이 제거되었다. 유전자의 특정 지점에서 메틸기의 존재 유무에 따라 유전자의 발현에 영향을 주며, 각종 암을 유발하는 인자로 건강에 매우 유해한 상태를 의미한다.

운동이 암 뿐 만아니라 당뇨나 각종 성인병치료에 도움이 된다는 사실을 알고 있었지만 운동을 하면 암도 치료할 수 있다는 메카니즘을 충분히 설명하고 있다.

　연구 책임자인 줄린 지에라스 (Juleen Zierath)박사는 "운동이 당과 지방 대사를 증가시키는 것을 포함, 근육 내 변화를 유발한다는 것은 이미 잘 알려져 있는 사실이었지만, 이번 연구 결과 메틸화 변화가 맨 먼저 발생되는 것으로 확인됐다"라고 밝혔으며 "근육은 쓰지 않으면 사라지게 되는데, 운동을 하면 DNA에 변화가 일어나서 근육을 새로 만들고 강화하게 된다. 운동은 약이기 때문에 우리들의 근육은 실제로 변경 가능하다."고 말했다.

　메틸기가 유전자에서 어떻게 제거되는지에 대한 정확한 메커니즘은 아직 밝혀지지 않았고, 유전자에서 메틸기가 없어지게 하는 효소를 밝혀낸 것도 불과 일 년 전의 일로 이러한 연구는 아직 초기 단계라 말할 수 없지만 하나 명확한 것은 운동이나 명상, 좋은 음식, 즐거운 생각을 하거나 긍정적이며, 몸이 안정되거나 즐거움을 줄 때 메틸기가 제거된다는 것이니 암 치료의 해답이 서서히 풀릴 것이다.

암성 통증 치료기
페인스크렘블러 (Pain scrambler)

대부분의 암환자는 통증을 느끼고 있다. 특히 말기암 환자나 뼈 전이암 환자의 거의 모두는 암성 통증을 가지고 있다. 기존에는 일반 진통제, 마약성 진통제, 신경차단술 등의 약물요법, 수술요법과 온열팩, 전기치료 등의 물리치료로 통증을 관리해왔다.

그럼에도 불구하고 지속되는 암성 통증과 마약성 진통제의 부작용은 끊임없이 암 환자를 괴롭혀왔다.

이탈리아 마리네오 박사가 원천기술을 개발하고 이탈리아 종합병원에서 2천여명 이상을 대상으로 임상 효과를 입증한 치료기로 유럽 CE(2008), 미국 FDA(2009), 한국 FDA(2011) 승인을 완료했으며, 2011년 미국의료협회(AMA)의 CPT code III (신의료기술 코드)를 획득했다. 최첨단 뉴로사이언스 의료 기술을 도입한 비침습적 통증치료기는 기존 통증치료방식인 Gate Control Theory에 의한 통증차단 방식이 아니라 Information Theory를 원리로 한 혁신적인 통증치료기기이다.

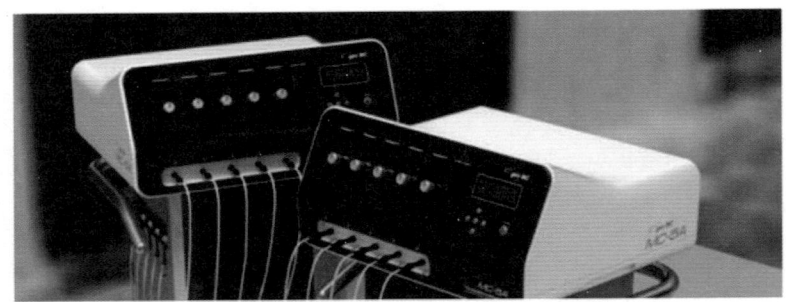

　페인스크렘블러는 불응성 암성통증, 수술후 통증, 대상포진, 외상후 통증증후군, 복합부위 통증증후군, 말초신경병증, 만성 신경병증성 통증 등 광범위하게 암 환자의 통증을 치료할 수 있다.

　2011년 7월 식약청 승인을 받았으며, 2013년 1월에는 비침습적무통증 신호요법으로 신의료기술 평가위원회 평가 결과를 받았다.
　필자의 병원에 호남 최초로 암병원에 도입하여 입원 환우의 암성 통증을 치료하고 있다.
　암 환자를 통증에서 벗어나게 해 주는 것은 암 환자의 삶의 질 관리 차원에서 획기적인 도움이 될 것이다. 전극 패드를 통증 부위를 피하여 정상적인 부위에 부착하며, 환자 1인당 최대 5개 채널을 사용할 수 있고, 1회 치료에 40분 기준이며, 매일 치료하여 10회를 기준으로 1사이클을 진행한다. 보고된 부작용은 전혀 없다.

01 약물치료를 받는 만성신경성통증환자 대상
Scrambler Therapy의 효과 검증

Journal of Pain and Symptom Management (JPSM) Volume 43 No. 1, January 2012. P87-95

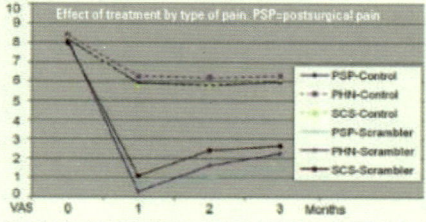

통증약물치료를 받는 만성신경성통증환자 26명(비교집단)과 Scrambler Therapy를 적용한 환자 26명의 비교 임상 결과

만성 신경성 통증 환자들의 경우, 기존 약물치료에 의한 통증감소효과보다 **Scrambler Therapy Device** 치료시 통증 감소효과가 월등히 향상됨 (1개월 후 91%의 통증 감소 효과)

02 CIPN 환자 대상
Scrambler Therapy의 효과 검증

JPSM 임상결과 발표
2010.09.03 Online

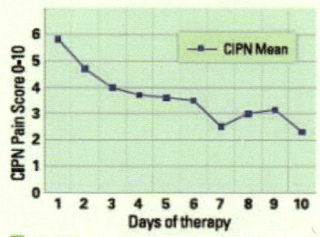

"Chemotherapy-induced peripheral neuropathy (CIPN) is a major dose-limiting and persistent consequence of numerous classes of antineoplastic agents, affecting up to 30%~40% of patients."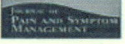

Thomas J. Smith**, MD, Massey Cancer Center***, Virginia Commonwealth University, USA주관으로 임상 실험

CIPN* Chemotherapy-Induced Peripheral Neuropathy 케모세라피 치료를 받은 암환자들에게 부작용으로 나타나는 고질적 통증
Thomas J. Smith** 現 Johns Hopkins Hospital 완화의료부문 책임교수 | Massey Cancer Center*** 미국 국가 지정암센터

03 약물 반응없는 말기 암환자 대상
Scrambler Therapy의 효과 검증

약물반응이 없는 극심한 통증을 겪고있는 33명의 말기암환자를 대상으로 Scrambler Therapy 적용결과

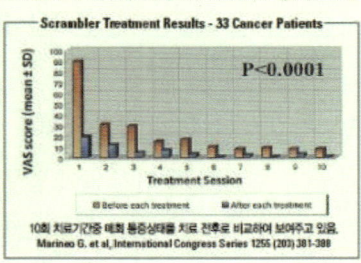

치료 효과에 대한 임상으로 매회 치료 전 후 통증지수 (VAS) 비교하였음.
그 결과 치료 사이클 후 통증이 제로(0)로 소멸하였음.

10회 치료기간중 매회 통증상태를 치료 전후로 비교하여 보여주고 있음.
Marineo G. et al, International Congress Series 1255 (203) 381-388

본 병원에 입원한
암 환우들 치료 사례

박창* 환우. 남자 54세.

 2011년 2월 갑상선 암 진단, 2011년 11월 재발 (경부 림프절 전이). ** 대학병원에서 갑상선 전절제술과 경부림프절곽청술, 방사선옥소치료 2회 시행하신 후 본원에 입원하신 환자분이다.

 고위직 공무원인 그는 2월에 처음 수술 후 갑상선 암 쯤이야라고 생각하고 수술 후 한달이 체 되지 않아 업무에 복귀했지만 극심한 격무와 스트레스가 원인이었기에 원인은 제거하지 않은 체 수술만 하고 똑같은 생활을 했기에 그 해 11월 다시 암이 재발하여 림프절 전이가 된 것이다.
 그 후 원인 치료인 자연치유를 하기로 마음먹고 본원에 입원하였다.
 여러 가지 시설이나 환경이 부족하고 어려웠던 병원 설립 초기에 누구보다 먼저 솔선수범 하고 다른 암 환우분들의 모범이 되셨던 분이다.
 병원 주변에 편백나무 숲이 있는데, 풀이 무성하고 제대로 된 산책길 하나 없던 숲에, 직접 옥과장날 낫하고 톱을 구하여 명문사관학교의 등산로를 개척하셨다.

한 발짝 한 발짝 등산로를 만들면서 앞으로 입원할 암 환우들을 위해 봉사의 마음으로 길을 만들면서 오히려 톱질하는 것이 운동이 많이 된다며 즐거운 마음을 갖은 너무도 고마운 분이다.

그 분의 훌륭한 뜻을 기리기 위해 등산로 이름을 '박창*로'라고 이름 짓고, 교관인 저와 명문사관생도들이 매일 그 길을 걷고 있다.

물론, 치료가 잘되어서 퇴원 후 일상에 복귀하여 잘 지내고 계신다.

봉사의 마음이 때론 긍정의 마음보다 강력할 때가 있다.

김옥* 환우. 58세 여자

2010년 11월 국소 진행형 흉선암 3기 진단받은 환우로 수술적 절제가 어려운 상태였고 항암치료를 받으셨으나 반응이 없고 오히려 암이 진행되어 항암치료를 중단하고 자연치유를 하기 위해 2011년 11월 본원에 입원하였다.

입원 당시 주먹 두개를 합한 크기의 암 덩어리가 가슴뼈에 튀어나온 상태로 심한 가슴의 통증으로 잠을 이루기 어려울 정도였으며, 루게릭 증상과 비슷한 근무력증 증상이 심하여 혼자서는 앉기도 힘들어 가족들은 가족회의를 해 영정 사진을 준비하실 정도였다.

상담 중 흉선암의 원인이 아마도 너무도 가부장적인 남편과의 부부 생활로 생긴 것 같았다. 시집와서 한번도 큰소리를 못내보고 살아왔는데, 남편한테 한번 소리쳐보고 싶은 것이 소원이란다.

　그래서 아들에게 치료도 중요하지만 아버님의 따뜻한 말과 눈물이 필요하다는 말을 전했고 그 뒤 남편의 따뜻한 말 한마디가 너무 고마워 한참을 울고나니 가슴에 뭉쳐있던 무언가가 풀리는 것을 느꼈단다. 혼자서는 잘 앉기도 힘들었던 몸 상태가 서서히 좋아지더니 산행을 할 정도가 되었고 그 후 본원의 치료를 꾸준히 받으시면서 통증도 줄어들고 잠을 주무시면서 기운이 돌아오고 막내 아들이 장가가는 모습만 보고 죽고 싶다던 소원을 이루고 정해진 시한부 기간을 훌쩍 지나 2013년 3월 운명하셨다.

　완치는 안됐지만 말 한마디가 가장 강력한 항암제 역할하는 경우도 있다는 것을 깨닫게 해 주었다.

김연* 환우. 여자 34세

　2011년 12월 24일 크리스마스를 하루 앞둔 날, 김연* 환우는 모자를 눌러 쓰고 어린 딸의 손을 잡고 본 병원에 입원 상담을 하러 오셨다.

　간호사인 그녀는 2011년 3월에 유방암 진단을 받고 유방절제술과 항암치료를 받던 중 간 전이가 되어 항암치료를 포기하고 자연치유와 면역치료를 하고 싶다며 입원하였다.

　어린 딸만 셋을 둔 어머니의 입장에서, 본인도 의료계 종사자인 간호사였다는 점을 감안하면 참으로 어려운 결정을 하였지만, 입원 후 놀라운 자연 치유의 힘을 보여주신 분이다.

　그 동안의 항암치료로 머리카락도 없고 힘든 상태의 몸이었지만 믿음이 강한 분이었다.

다른 암 환우들은 '하느님 제 암만 낫는다면 뭐라도 하겠으니 암만 낫게 해주십시오.' 라고 기도를 하였지만, 그녀는 '오늘도 행복하게 해주셔서 항상 감사합니다.'라는 기도가 먼저였다.

대학병원에서 항암치료를 하고 힘든 몸으로 본 병원으로 돌아 온 환자들의 식사를 도와주며 봉사의 마음으로 병원 생활을 하였다.

항상 긍정적인 마음과 웃는 얼굴로 늘 다른 환자들에게 모범이 되었고, 편백나무 숲 산행을 할 때도 가장 열심히 웃고, 가장 열심히 걸으면서 주위 분들에게 기쁨을 주셨던 그녀는 2012년 6월 검사결과 간 전이암의 소실을 진단받고, 기쁜 마음으로 퇴원하여 여수에서 딸 셋과 잘 지내고 있다며 연락이 온다.

김OO 환우. 42세 여자

2006년 2월 유방암 진단. 2007년 다발성 뼈전이. 2008년 폐전이 진단.
** 대학병원에서 2006년부터 항암제를 여러 가지 교체해가면서 치료 중이며 2011년 12월 본원에 입원하시어 현재까지 치료중인 환우이다.

처음에 입원 당시에는 본인의 암보다는 잘못되면 애들은 어찌하나, 근심 걱정으로 생활하시다 명문 사관학교 강의내용에 깨달은 바가 있어 이제는 오래 사는 것도 중요하지만 어떻게 인생을 아름답게 가꾸어 나가는가 그리고 오늘 하루가 즐거워야 내일도 즐겁다는 것을 알았다며 어린 자녀들을 바라보시면서 삶의 의지를 다지고 계시는 마음이 곱고 의지가 굳으신 환우다.

의학 통계적으로는 어려운 상황이 분명함에도, 식사도 잘 하시고 저희 병원 통합의학치료 프로그램도 꾸준히 받고 계신다. 자연치유를 통해 면역의 힘이 암을 이겨내고 안정기 상태에 접어든 상황으로 판단되는 환우이다. 아직도 영상 검사에 보이는 암들이 남아 있지만, 암 안정상태에서 지금처럼 꾸준히 치료받으신다면 암들도 사라질 것이라 기대해본다.

권00 환우 35세 남자

스트레스와 작업장의 유해물질 노출로 암이 발병된 환우이다.

2009년 11월 비인두암 진단. 2011년, 2012년 뼈 전이, 폐 전이.

2011년 12월 본원에 입원하여 2014. 11.20 까지 통합의학 암 치료 프로그램을 받고 있는 분이다.

** 대학병원에서 지금까지 25차례가 넘는 항암치료를 받고 있는데, 남들은 한두번도 힘들다는 항암치료를 2년여 동안 받으면서도 젊은이답지 않은 침착함과 항상 긍정적인 마음으로 의료진과 주변 환우들을 감동시키고 있다.

항암치료 후 아무리 몸이 힘들어도 식사를 거르지 않고 잘 먹으며, 치료 과정에 일희일비 하지 않고 차분히 결과를 수용하면서 변함없는 꾸준한 모습으로 치료에 임하고 있는 환우이다.

편백나무숲 산행, 비파뜸 치료, 고주파온열암치료, 항암단, 산삼약침 등 본 병원의 모든 치료 프로그램을 하나도 빠뜨리지 않고, 가장 앞장서서 치료받고 있는 분으로, 그야말로 통합의학 암치료 프로그램을 가장 모범적으로 실천하고 있는 환우이다.

김00 환우 50세 여자

2012년 3월 대장암 4기 (간 전이암) 진단받은 후 대장암 수술을 받고 2012년 5월 본원에 입원한 환우이다. 간암은 혈관 부위에 있어 수술이 불가능 하여, ** 대학병원에서 항암 치료를 하면서 본원의 통합의학 암치료 프로그램을 받았다.

2013년 1월 **대학병원에 항암치료를 받으러 갔다가 간의 다발성 암 전이가 소실되어서 항암치료를 받지 않고 귀원하였다. 이후 주기적인 추적 검사에서 대장과 간의 암이 재발되거나 전이되지 않고 안정 상태를 유지하고 있다.

입원 초기에 가족 걱정, 암 걱정, 직장 걱정 등 걱정이 너무 많고 조급한 마음이 많으나 긍정의 마음을 갖으면서 부터는, 길가에 보이는 잡초도 아름답게 보인다며 제 2의 인생을 즐기면서 생활하고 계신다. 암 치료는 결국 장기간에 걸친 나 자신과의 싸움이라는 사실을 받아들이고 지금은 차분히 경과를 지켜보면서 하루 하루를 감사히 지내고 계신다.

열과 추위,
질병의 상관관계

끝날 것 같지 않던 무더위도 태풍과 함께 사라지고 어느 덧 제법 아침이면 선선한 바람이 옷깃을 추스르게 한다. 하늘은 높고 말은 살이 찌는 천고마비의 계절엔 말 뿐 만 아니라 모든 동물이 식욕이 증가하고 살이 찌는 계절로 노출의 계절보다 다이어트에 관심이 많은 계절이기도 하다.

가을철에 다른 계절보다 식욕이 증가하는 이유를 과학적으로 살펴보면 여름보다 기온이 떨어지면 체온을 유지하기 위해 그리고 여름보다 활동량이 늘어나면서 보다 많은 에너지가 필요하다. 체온이 감소하면 뇌의 시상하부에 위치한 포만중추가 자극이 덜되 배고픔과 식욕이 증가되며 여름철 입맛이 떨어지는 이유도 정반대의 이유 때문이다.

나무들이나 모든 생물은 추워지기 시작하면 추위를 견디기 위해 수분을 줄이고 당분을 높여 추위에 대처한다.

한 번쯤 수영장에 입수하면 소변이 보고 싶어 참지 못하고 볼일을 수영장에서 본 경험이 한 번쯤 있을 것이다. 사람도 추운 물속에 들어가거나 날씨가 추워지면 열량을 높이기 위해 혈관내의 당을 높이며 수분배출을 위한 소변배출을 하기 때문이다.

추워지기 시작하면 당이 올라가기 때문에 당뇨병이 많이 걸리거나 악화되는 계절은 기온이 떨어지기 시작하는 늦가을과 겨울이다. 반대로 날씨가 따뜻해지는 봄과 여름은 당뇨환자들의 예후도 훨씬 나아지며 당뇨병 발병률도 겨울에 비해 훨씬 낮다.

북극에 가까운 나라일수록 추위를 이겨내기 위해 혈당을 높이다 보니 따뜻한 아프리카 원주민에 비해 당뇨환자 비율이 훨씬 높다.

1형 당뇨병은 유전적 경향을 띠는데 주로 소아들에게 많이 나타나므로 소아당뇨라 한다. 소아 당뇨의 발병률을 보면 북유럽 국가가 1,2,3위를 차지하고 있다.

핀란드가 1위, 스웨덴이 2위, 영국과 노르웨이가 3위를 차지하며, 남방으로 발병률이 저하되면서 아프리카나 순수 히스패닉계에서는 1형 당뇨병을 찾아보기 힘들다.

영하에 가까운 추위에 적응하기 위해 자기 몸의 인슐린에 내성을 갖게 되고 추위를 이기기 위해 당뇨화한 것이 장기간 반복되면서 유전형질화된 것이다.

실제로 당뇨병 환자들의 혈당수치 변화를 계절마다 측정해 본 결과 겨울철에는 혈당 수치가 높아진 반면 여름철에는 수치가 양호하며 예후도 가장 좋다.

결국 당뇨는 추위와 저체온증과 관련이 깊다.

당뇨 뿐 만 아니라 저체온이나 추워지기 시작하는 계절에 면역력이 떨어져 알러지비염이나 암환자들의 상태도 악화되는 경우가 많다.

암으로 고생하는 환자들의 체온은 오르내림이 심하며, 체열진단기로 촬영해 보면 암부위가 유독 차갑게 나타나는 경우가 많다.

암 환자 뿐 만 아니라 요즘 손발이 차고 아랫배가 차가운 체온이 36도 이하인 '저체온' 환자가 늘고 있는데, 스트레스와 유해 환경에 노출되면서 우리의 몸속 평균 체온이 지난 50년 사이 약 1도 가량 떨어졌다고 한다.

우리 몸을 지켜주는 면역 체계는 체온과 밀접한 관계가 있다.

체온이 1도 떨어지면 면역력은 30% 떨어지고, 반대로 체온이 1도 올라가면 면역력은 5배 증가한다.

체온이 올라가면 혈액의 흐름이 좋아지고, 효소작용이 활발해진다.

혈액의 흐름이 원활하면 백혈구나 림프구의 흐름도 좋아져 같은 수의 백혈구나 림프구도 능률이 향상된다.

체온이 내려가면 면역력이 떨어지고 찬기온에 민감해져 나타나는 알러지비염의 치료는 폐의 기운을 따뜻하게 하고 면역력을 키워주는 온폐탕을 사용하는 이유다.

암세포는 다른 세포에 비해 열에 매우 취약하다.

이 점에 착안해 암을 열로 고치려는 요법이 뜸과 온열요법이다.

지난 주 독일에서 열린 국제온열치료학회에 다녀왔다. 유럽에서는 고주파온열요법의 새로운 치료법을 개발해 항암과 방사선 치료를 병행하여 암

치료에 적극 활용하여 좋은 결과를 내고 있다. 임상에서도 입원 중인 많은 암환우분들이 대부분 시술을 받을 정도로 만족도가 높으며 실제로 55세 김**님은 4기 위암 진단을 받고, 항암치료를 포기한 상태에서 자연치유 프로그램과 고주파온열암 치료를 병행해 입원할 때보다 통증도 줄어들고 식욕도 증가돼 치유의 희망을 키우고 있다. 한방에서도 일찍부터 뜸을 이용해 암이나 기타 질환에 활용해 왔는데, 어찌보면 한방의 뜸과 같은 치료법을 현대식으로 개발한 것이라 하겠다.

암세포는 42도 이상이 되면 사멸하지만 암세포가 위치한 몸 속의 온도가 42도 이상으로 올라가려면 밖에서 열을 쬐어 몸의 내부까지 가는데 화상을 피할 수 없다는것이다.

하지만 이러한 단점을 독일에서 개발한 제4세대 고주파 온열 암 치료기는 인체에 유용한 13.56㎒의 고주파가 암 조직만 선택적으로 42도까지 열을 가해 암 세포를 괴사 또는 자살사하도록 유도할 뿐 만 아니라 체온을 38~ 42로 인체 깊숙이 열을 전달하고 유지하여 근육과 혈관을 자극하여 혈액순환과 림프순환을 촉진해 인체의 자연치유력을 증진시켜주는 역할도 한다. 특히 몸에 열이 가해질 때 정상 조직의 온도는 일정하게 유지하지만, 암 조직은 혈관이 확장되지 않고 조그만 혈전이 생기면서 종양으로 공급되던 영양분이 차단돼 암 조직이 파괴되는 원리를 이용한 것이다.

고주파 온열암 치료는 항암치료나 방사선 치료와 병행치료하면 효과가 더욱 좋은데, 혈관이 온열치료로 확장되므로 종양의 혈액순환이 좋아지고 산소의 농도가 높아진다

산소가 없을 때보다 있을 때 암세포는 방사선에 3배정도 민감해지며, 항암제의 농도가 높아져 효과와 항암 내성을 낮추어 항암과 방사선치료 효

과가 극대화된다.

혈당이 높아지면 암 발병률도 높아진다. 유방암세포를 이식한 쥐에게 한쪽 무리는 고혈당 음식을 주고 다른 무리는 혈당이 낮은 음식을 주고 관찰하였는데, 혈당이 높은 음식을 먹은 쥐는 두 달 반이 지나 2/3가 죽었고 혈당 증가를 막는 음식을 먹은 쥐는 20마리 중 단 한 마리만 죽었다. 혈당 수치가 높은 여성의 유방암 발병률은 정상인에 비해 7배가 높고, 전립선에 걸릴 확률은 9배가 높다.

체온을 올려주고 혈당을 내려주는 가장 좋은 온열요법은 운동이며 햇볕을 많이 쬐어주는 것이다. 가을은 보약의 계절이다. 편백나무나 소나무가 있는 곳에서 등산을 하며 햇볕을 쬐어준다면 당뇨병과 암을 예방하는 가장 좋은 보약이 아닌가 싶다.

암세포는
늙지 않는다.

2011년 하버드 의대 로널드 박사팀은 늙은 쥐를 대상으로 유전자 손상을 막는 텔로머라제를 강화하여 늙은 쥐를 젊은 나이의 쥐로 만들어 매스컴을 떠들썩하게 했다.

인체는 적게는 60조개, 많게는 100조개의 세포로 이루어져 있고 세포의 평균수명은 대략 60일 정도이니 이론상으로는 1조개의 세포가 하루에도 생겨나고 사라진다. 실제 알려진 바로는 하루 평균 10억개의 세포가 교체된다고 한다. 새로운 세포가 사라져 가는 세포수보다 적을 때 노화가 진행된다.

하지만 인간의 세포는 분열 횟수에 한계가 있다. 이 한계를 헤이플릭한계라 하며 실험실에서 배양한 세포는 50~70회, 인체 세포는 약 90여회가 한계치로 알려져 있다. 이러한 분열 한계는 세포의 염색체 양쪽 끝에 위치한 텔로미어(telomere)의 길이에 의해 좌우된다. 텔로미어는 세포 분열할 때마다 기계를 사용하면 조금씩 마모되듯이 조금씩 짧아지는데 길이가 극도로 짧아지면 세포의 기능이 사라지고 세포분열도 중단되면서 사멸의 길로 접어든다.

암세포가 죽지 않고 계속 분열하는 이유는 텔로미어가 줄어들지 않기 때문인데, 노화와 암은 반대 개념으로 암세포는 늙지 않는다는 의미이다.

텔로머라제 활성화 물질을 활성화시킨다면 "기대수명 150세 시대도 가능"할 수도 있겠지만 암세포 등에 공급되면 질병을 악화시키는 독이 될 수도 있다.

텔로머라아제 활성화로 인간의 기대 수명을 150살 까지 연장할 수도 있겠지만, 모든 약물이 그렇듯 텔로머라제도 마법의 불로장생약은 아니다.

긍정적인 부분에 활성화가 된다면 좋겠지만 텔로머라제가 암세포 등의 위험한 세포에 공급되면 세포의 분열을 촉진하여 영원히 늙지 않는 세포로 변이시켜 질병을 악화시킬 수 있다.정상 세포에는 감염되거나 손상되었을 때 문제를 감지해 스스로 자살하게 된 프로그램이 내제되어 있는데 이를 '세포사', '자연세포사'라한다.

하지만 암세포에는 헤이플릭한계가 없다. 암세포에는 텔로머라아제라는 영원히 늙지 않고 노화가 진행되지 않는 효소가 숨어 있기 때문이다. 텔로미어가 바닥날 때 세포는 죽거나 복제 능력을 상실하지만 암 세포는 텔로머라아제 때문에 프로그램된 기간은 없어지고 영원히 복제를 하는 것이다.

암을 치료하는 하나의 방법은 정상세포에게 존재하는 비정상적인 상태의 세포로 변질되기 전에 사라지는 자연사를 회복시키는 방법이다. 즉, 암세포 스스로가 자살할 수 있도록 유도해 주는 치료법이다.

영국의 과학자들이 늙은 쥐를 젊은 쥐로 만들었지만, 젊어진 쥐의 세포가 자연 세포사를 하지 못하고 영원히 복제를 한다면 쥐에게 어떤 문제가 발생할 것인지 궁금하다.

제3장
암의 원인과 진행 단계

제3장

암의 원인과
암의 진행 3단계

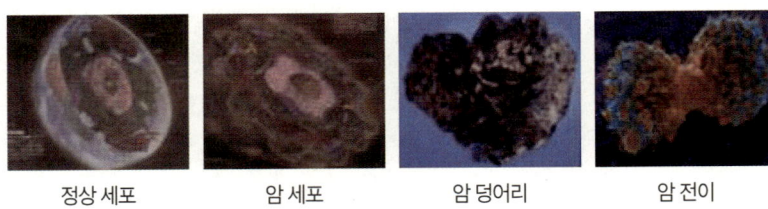

정상 세포 　　　 암 세포 　　　 암 덩어리 　　　 암 전이

　　　　　　　　　　　　　　　　암 뿐만 아니라 모든 질병엔 원인이 있다. 그 근본 원인을 알아내지 못하고 그져 눈에 보이는 암 조직만을 없애기 위한 수술, 항암, 방사선 치료 등의 치료만 한다면 암을 아무리 조기 발견해 치료했다 할지라도 재발하게 될 것이다. 나에게 암이 발생한 것은 내가 살아온 방법이 무언가 잘못되었기 때문이다. 잘못된 생활방식이나 원인이 된 부분을 고치지 아니하고는 아무리 치료를 잘 했다하더라도 다시 재발하는 것은 당연한 결과이다. 실제 우리 병원을 찾는 많은 환우분들이 암이 재발돼 입원한 분들이다.

　이 장에서는 암세포가 형성되는 과정에서 암 덩어리가 되고 전이가 되는 과정을 3단계로 나누어 단계별로 어떤 문제가 발생해 진행되는지? 그 치료법과 해결책은 어떤 방법이 있는지에 대해 대략적인 것을 알아보고 그 자세한 효과나 근거들은 뒷장에서 다루었다.

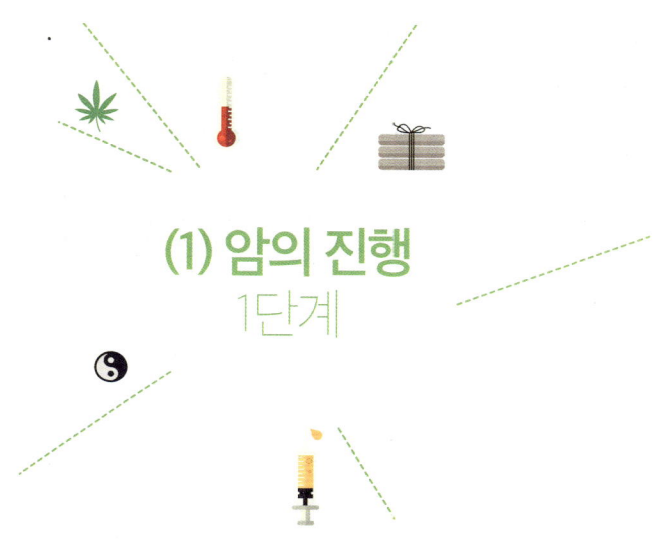

(1) 암의 진행
1단계

암이 발생할 수 있는 첫 번째 단계로 암세포가 형성되는 기전이다. 암세포는 암환자에게만 발생하는 것은 아니다. 우리 몸은 대략 60조개의 세포로 이루어져 있고 대략적인 세포의 수명이 60일 정도라면 적어도 하루에 1조개의 세포가 새로 만들어지고 없어진다. 이 과정에서 건강하지 못한 세포가 만들어지거나 건강한 세포가 유전자 변형에 의해 암세포로 변해가는데 하루에 수 천개의 암세포가 만들어지는 것으로 밝혀지고 있다. 암을 비롯한 모든 질병은 유전자변형에 의해 발생한다고 밝혀지고 있으며 인간의 유전자 지도를 해석해 질병과 유전자와의 상관관계가 속속 밝혀지고 있으며, 최근엔 암이나 각종 질환의 진단에 유전자 검사가 이용되고 있다.

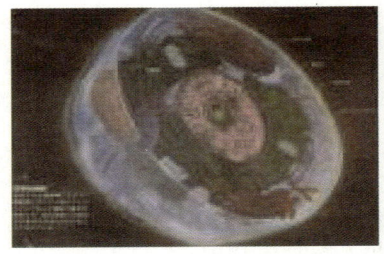 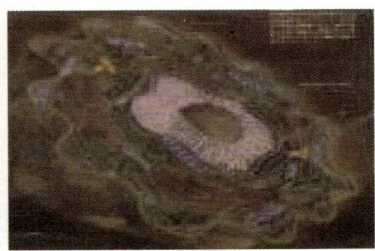

정상 세포　　　　　　　　　　　암 세포

　유전자 변형의 주범은 활성산소가 지목되고 있는데, 활성산소는 생활습관이나 먹거리와 밀접한 관계에 있다. 그래서 1단계는 암을 치료하는 차원에서도 중요하지만 암을 예방하는 차원에서는 더욱 중요한 부분이다.

　활성산소를 제거하는 방법은 항산화 작용이 강한 음식이나 효소를 먹는 방법과 인체에서 활성산소를 제거하는 능력을 극대화시키는 방법, 이 두 가지 방법을 병용하는 것이 효과적이다. 예를 들면 항산화 작용이 강한 죽염, 파이토 케미칼이라 불리는 색깔 있는 과일이나 채소, 각종 산야초 효소나 각종 식이요법 등이 첫 번째 방법에 속하고 편백나무 숲의 삼림욕이나 해독관장 등이 두 번째 방법이다. 자세한 내용은 다음 장에서 다루겠다.

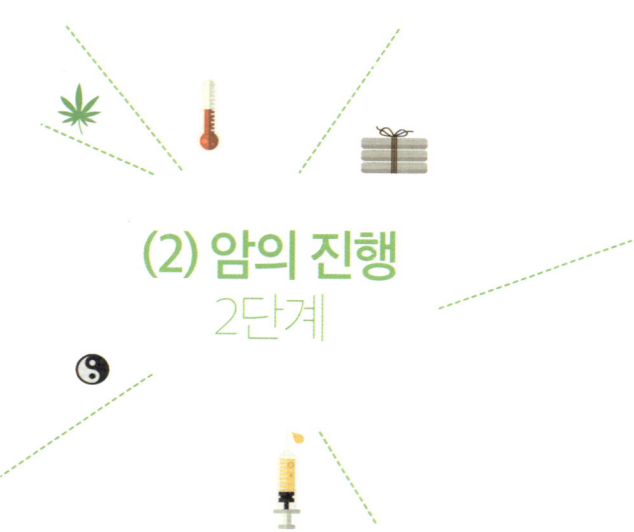

(2) 암의 진행
2단계

1) 암의 발생기전은 크게 두 가지

암의 발생기전은 복잡하고 아직도 정확히 규명되지 않았지만 크게 두 가지로 나누어 볼 수 있다.

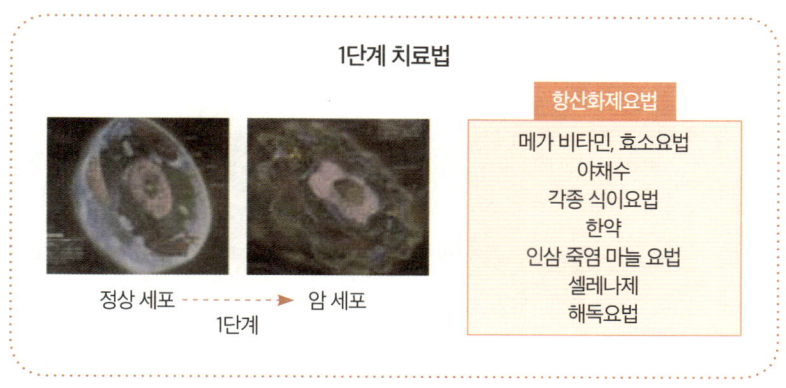

첫 번째 기전은 면역력 저하다.

우리 몸에서는 하루에도 수천에서 수 만개의 암세포들이 생성되고 있지만 모두가 암에 걸리지는 않는다. 그 이유는 우리 몸속에는 면역 시스템이 있기 때문에 날마다 생겨나는 암세포를 제거하기 때문에 암이 걸리지 않지만, 잘못된 생활습관이나 환경은 면역력을 저하시켜 결국 암세포를 제거하지 못해 암이 발생한다.

두 번째는 암세포가 너무 많이 발생해서 암이 발병하는 기전이다. 면역력은 그대로 이지만 면역력이 감당할 수 없을 정도로 암세포가 증가하는 경우다. 이를테면 아무리 건강한 사람이라 할지라도 일본의 후쿠시마 원전지역에서처럼 많은 양의 방사선에 노출된다면 암이 발생하는 것이며 실제 후쿠시마 원전사고 이후 암 발생율이 높아진 것도 면역력은 정상이었지만 환경 요인으로 암세포를 너무 많이 만들었기 때문이다.

2) 암의 두 번째 진행 단계는 면역력저하가 원인

우리 몸에 있는 자연 항암제인 자연치유능력! 바로 면역력이 어떠한 이유에서든 제 기능을 못하게 되고 결국 암세포를 제거하지 못해 암이 진행

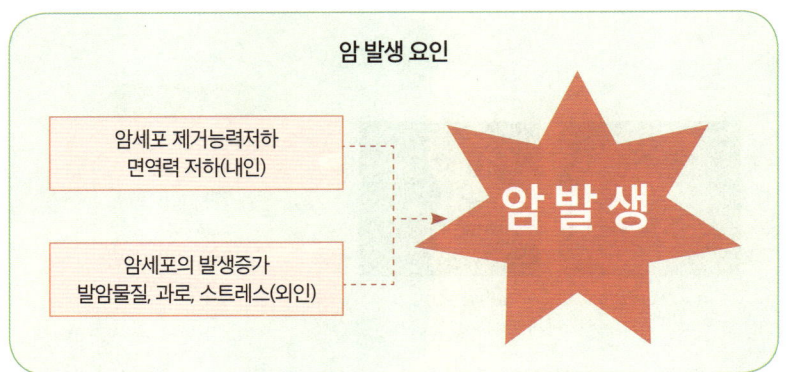

된다. 면역력을 떨어뜨리는 요인은 생활습관과 밀접한 관계에 있다. 1단계의 요인인 활성산소를 제거하는 것이나 2단계의 면역력을 향상시키는 방법의 공통점은 올바른 생활습관이라는 것이다.

하지만 올바른 생활습관만으로 암에 걸린 상태의 면역력을 원상복귀 시키고 건강을 회복시키는 데 한계가 있기 때문에 올바른 생활습관과 면역력을 끌어 올릴 수 있는 보다 적극적인 방법이 필요하다. 그 적극적인 방법들이 바로 산삼약침, 면역약침, 압노바주사, 미슬토주사, 헤리주사, 자닥신주사, 셀레나제, 면역세포치료 등과 같은 면역요법들이다.

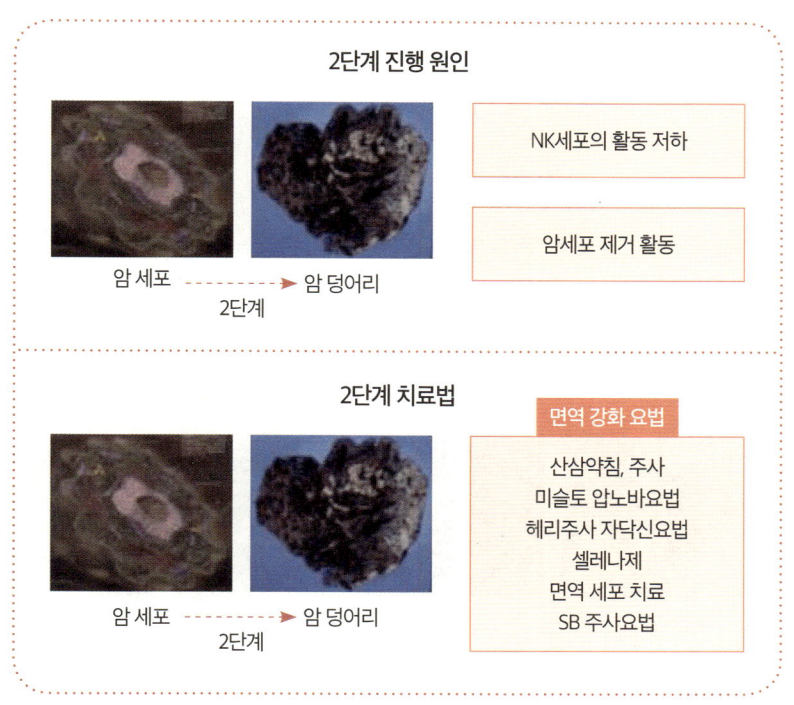

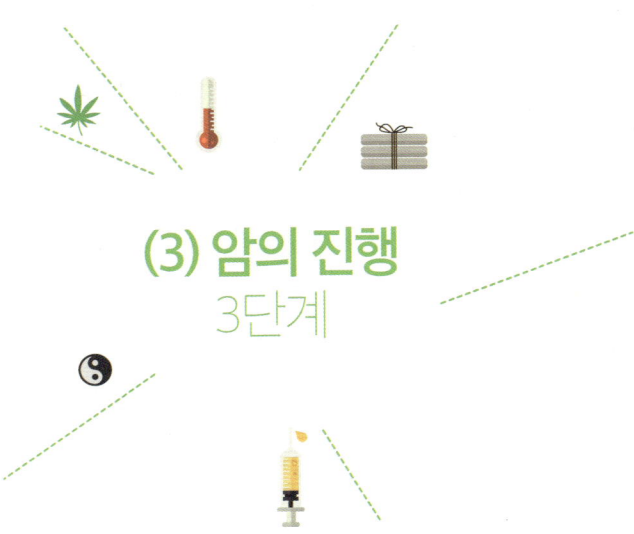

(3) 암의 진행
3단계

1) 암은 신생혈관 생성으로 성장

우리 인체는 위급 상황이 아닌 경우엔 모세혈관을 따로 형성하지 않는다. 하지만 암세포는 무수히 많은 모세혈관을 가지고 있다. 이러한 신생혈

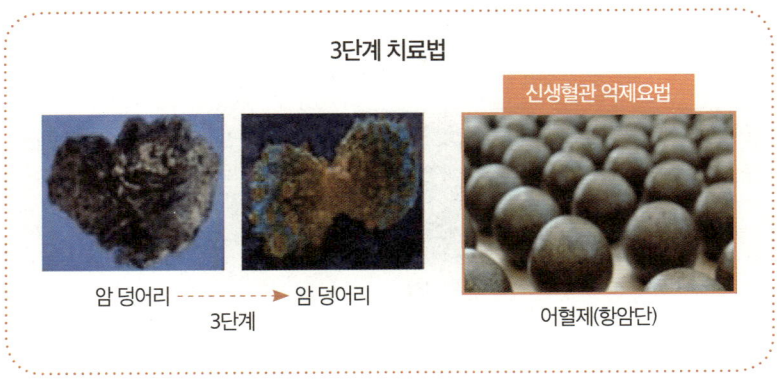

3단계 치료법

암 덩어리 ----> 암 덩어리
            3단계

신생혈관 억제요법

어혈제(항암단)

관은 암세포에 혈액과 포도당을 제공하기 위해 형성되는 것으로 암 수술을 해보면 암 덩어리 표면에 거미줄과 같은 무수히 많은 모세혈관이 생성돼 있고 중심부에는 혈관이 없어 괴사되어 고름처럼 되어 있다.

그래서 암을 연구하는 사람들은 암이 신생혈관을 생성하지 못하게 하는 신약 개발에 노력 을 쏟고 있다. 새로운 혈관 형성을 방해하는 물질로 소변에서 검출되는 안지오스타틴이라는 물질을 포크먼 박사가 발견했다. 안지오스타틴은 종양세포의 보급로를 차단하여 영양과 산소공급을 중단시킨다. 이 물질은 제약회사에서 아바스틴이라는 신약으로 개발되었지만 생각만큼 동물실험에서처럼 임상효과는 얻을 수 없었고 오히려 부작용이 심각했다.

암의 권위자인 벨리보 박사는 신약의 부작용을 없애고 가격부담이 없는 음식에서 암치료의 답을 찾아야 한다고 했다. 암 발병률의 차이는 먹는 음식의 차이에 있다.

식용버섯과 녹차 그리고 일부 향신료와 허브에서 신생혈관을 방해하는 의약품과 동일한 성분이 들어 있다는 것이 밝혀졌다.

이 뿐만 아니라 우리 주위에 간단히 먹을 수 있는 서목태에도 신생혈관을 억제하는 성분인 카테킨이라 불리는 폴리페놀을 함유하고 있다.

하지만 발효시킨 홍차에는 이런 성분이 없는 것으로 밝혀졌는데 발효 도중 사라지기 때문에 홍차를 먹는 것보다 녹차로 먹는 것이 효과적이다. 일본에서 암 발병률이 가장 낮은 지역인 시즈오카현의 나카가와네 마을 사람들은 하루 10잔 이상의 녹차를 마시며, 식사 때에도 녹차 음식이 빠지지 않는다.

2) 한의학에서는 암을 어혈로 보고 치료

동의보감에서는 암을 어혈로 보았고 적취(積聚), 옹저(癰疽)라 하였는데 이는 암으로 가는 암성 어혈단계로 보면 된다. 어혈을 풀어주는 대표적인 한약이 옻나무인데, 최원철 박사님이 개발한 넥시아의 주성분이기도 하다.

동의보감에서 옻나무 수액을 건조한 한약재 '건칠'에 대해 "성질은 따뜻하고 맛은 매우며 독이 있다. 어혈을 삭이면서 끈끈한 적을 없애고 혈훈을 낮게 한다"고 기록하고 있고, 구어성괴(久瘀成塊)란 어혈이 오래되면 종양이 생긴다는 뜻이니 어혈을 없애면 암도 무력화 시킬 수 있다.

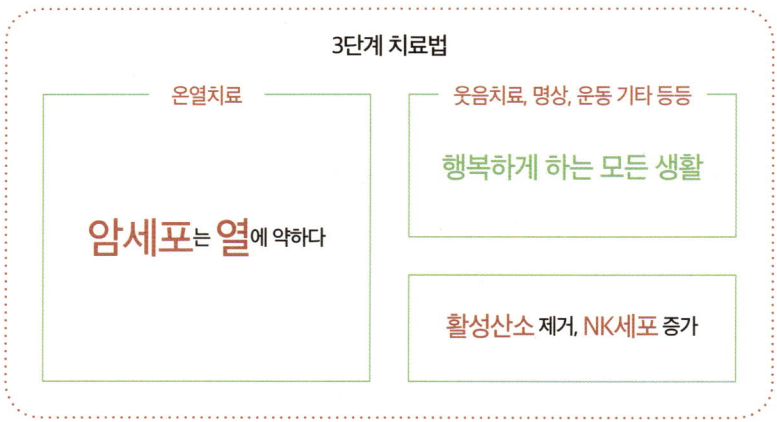

제4장
**통합의학,
암 치료의 새로운 시작**

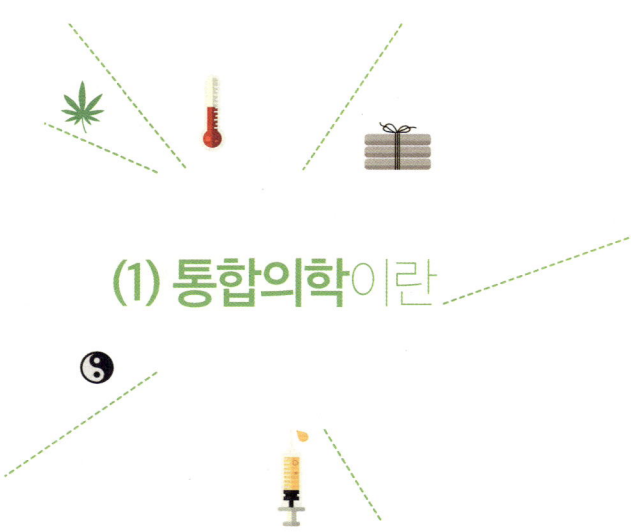

(1) 통합의학이란

질병의 양상이 다양화되고 삶의 질이 향상되며 인구의 고령화에 따른 사회현상 등으로 오늘날 질병 치료의 개념은 새롭게 달라지고 있다. 신체 기능의 회복만을 목표로 하는 질병치료(cure) 의학에서 미병(未病) 단계에서의 질병 예방과 건강유지, 그리고 환자 중심의 전인치유(healing)를 목표로 지향하는 통합의학으로 전환하고 있는 것이다.

통합의학(Integrative Medicine)은 다양한 개념으로 정의되고 있다. 정통 서양 의학을 보완하는 보완대체의학(CAM: Complementary Alternative Medicine)의 도입을 많은 의사들은 통합의학으로 이해하고 있고, 중국의 중의학과 한국의 한의학 등 동양 의학과 서양 의학의 통합을 통합 의학으로 이해하고 있기도한다. 일부에서는 마음과 육체의 통합을 가리키기도 하고, 의학과 민간요법 또는 의학과 자연요법의 만남을 통합의학으로 정의하기도 한다.

필자는 서양의학, 동양의학(한의학), 보완대체의학의 3대 의학과 자연치유의학을 통합하는 것이 진정한 통합의학이라고 정의하고 있으며, 통합의학이야말로 암 환자 치유에 가장 적합한 의학이라고 확신하고 있으며 이를 암 환우 치료에 도입하고 있다.

통합의학은 전인적(Bio Psycho Socio Spiritual) 접근 방법으로 질병 치료를 넘어선 웰빙(Well being)과 힐링(Healing)의 실천을 목표로 한다. 보완대체의학 중에서 과학적 근거로 표준화된 수용도가 높은 요법을 정통의학에서 도입하고 있는 것이다. 보완대체의학(CAM)이라는 용어는 90년대 초반에 그리고 통합의학은 90년대 중반에 미국에서 처음 등장하였다. 기존의 RCT(Randomized Controlled Trials)나 체계적 문헌고찰(Systematic Review) 중심의 과학적 근거를 중심으로 하는 서양 근대의학은 인체의 구조 문제와 병리 기전에 관심을 기울이고, 병리 기전이 모호한 경우에는 통계적인 수치 중심의 근거중심의학 EBM(Evidence Based Medicine)이라는 개념을 통해 접근하였다. 하지만 인체는 주관적인 요인에 의한 많은 고통스런 상황을 맞이하고 있으며, 구조적인 이유를 알 수 없는 경우에는 치료법을 제시할 수 없는 상황에 직면하였다. 특히 개체의 다양성과 시간과 환경의 변화에 따른 질병의 진단과 치료 등을 추구하는 동양 의학 체계에 현대 의학의 구조적인 분석의 잣대를 들이대는 것은 한계에 직면했다. 통합의학은 이와 같은 연구 방법론의 한계를 인식하고 새로운 연구 방법론을 모색하기 위하여 출현하였다.

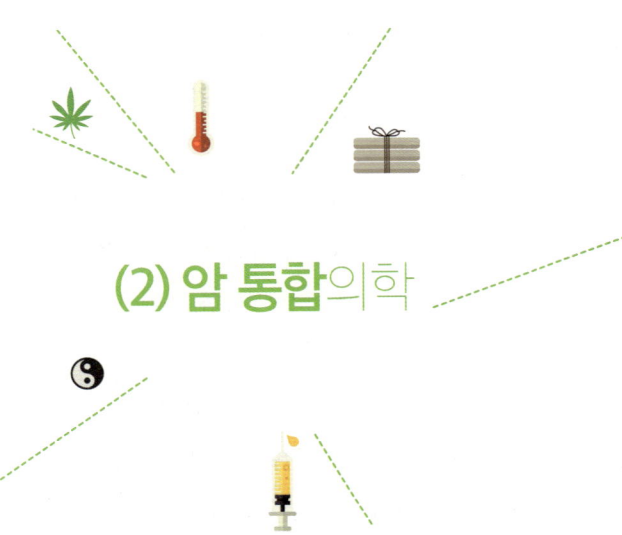

(2) 암 통합의학

　　　　　　　　　　　조사에 의하면 국내 암 환자의 80%가 보완대체의학(CAM)을 이용하고 있다고 한다. 암 치료 목적이 40%, 건강증진 목적이 30%, 기타 원기회복, 부작용 완화 등의 목적이었다. 미국 메이요 클리닉에서 실행한 임상 연구 참여자들의 88%가 CAM을 이용하고 있다고 한다.

　많은 암 환자들이 CAM을 이용하는 이유는 암을 이기는 능력을 증가시켜 암 재발을 방지하고 면역을 증강시키며, 신체적 정서적 웰빙 상태를 유지하고 삶의 질을 향상시키는 것이 목적이라고 보고하였다.

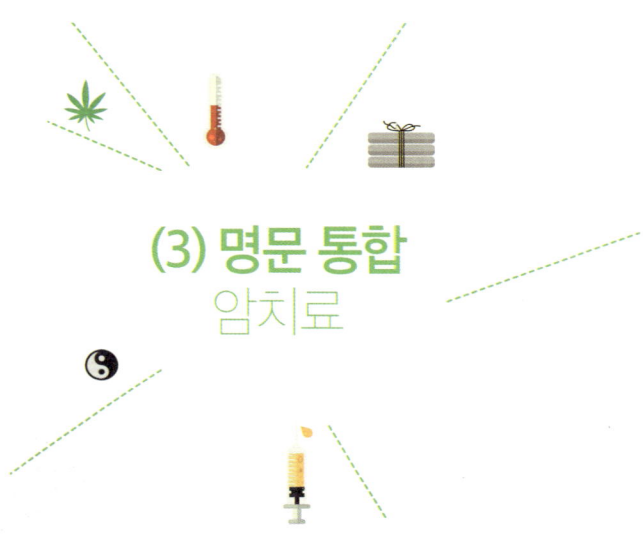

(3) 명문 통합 암치료

필자의 병원에서는 오래전부터 통합의학을 준비하여 최근 다양한 치료 프로그램, 교육 프로그램을 선보이고 있다. 다양한 분야의 전문가를 초빙하여 연구 협력을 강화하고 있다.

한·중 통합의학 발전 협약식

2014년 11월 필자는 중국의 저장성 항조우시에 있는 동덕의원(원장 차이커쿤)을 방문, 전문 인력교류와 공동치료연구 등 한·중 통합의학 발전을 위한 협약을 맺었다.

동덕의원은 서양의학과 중국 전통의학을 함께 융합하여 치료하는 병원으로 병상수가 1600개 규모인 대형 병원이다.

협약식에서 중국 동덕의원 측은 암 치료를 위한 공동연구센타를 운영할 것을, 명문 요양병원과 동신대는 학생 및 의료진 상호교류를 제안하였으며 이에 양측이 합의했다.

동덕의원 차이커쿤 원장도 "명문요양병원이 암요양병원으로서 암환자를 위해 면역력을 높이는 자연 치유를 하고 있는 것에 크게 공감한다"며 "동덕의원도 명문병원의 치료시스템을 도입하기를 바란다"고 밝혔다.

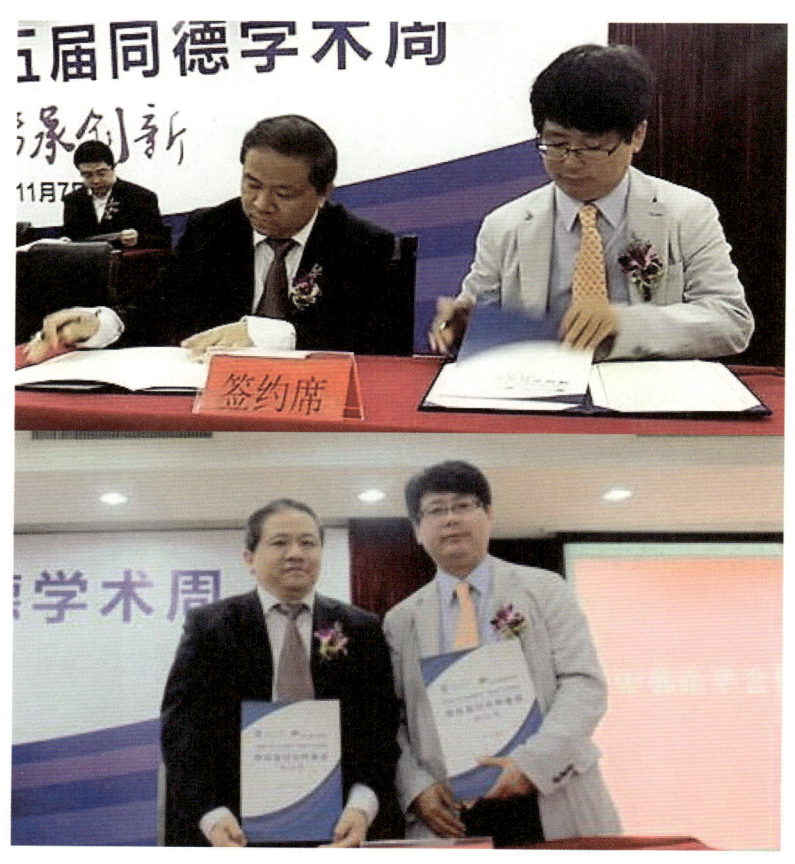

동덕의원 차이커쿤 병원장과 함께 통합의학 협약식

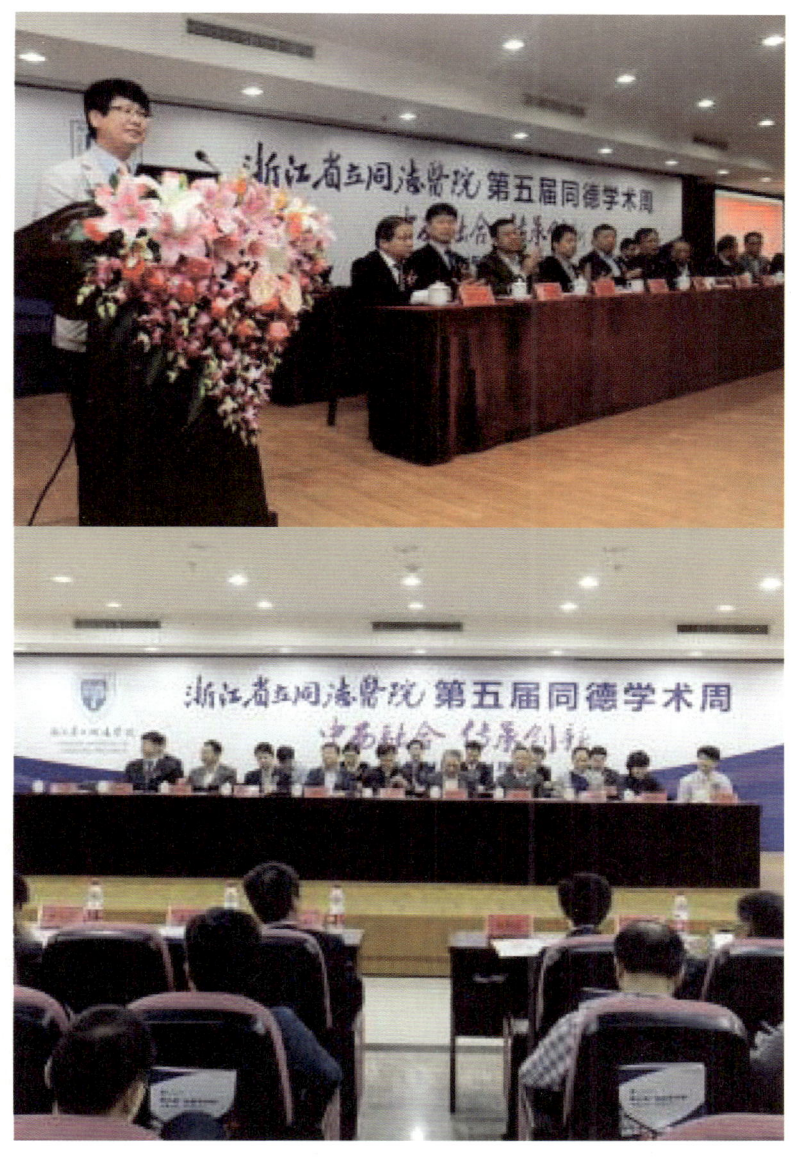

현지 언론 浙江在线健康网 (health.zjol.com.cn)에 소개된 통합의학 협약식

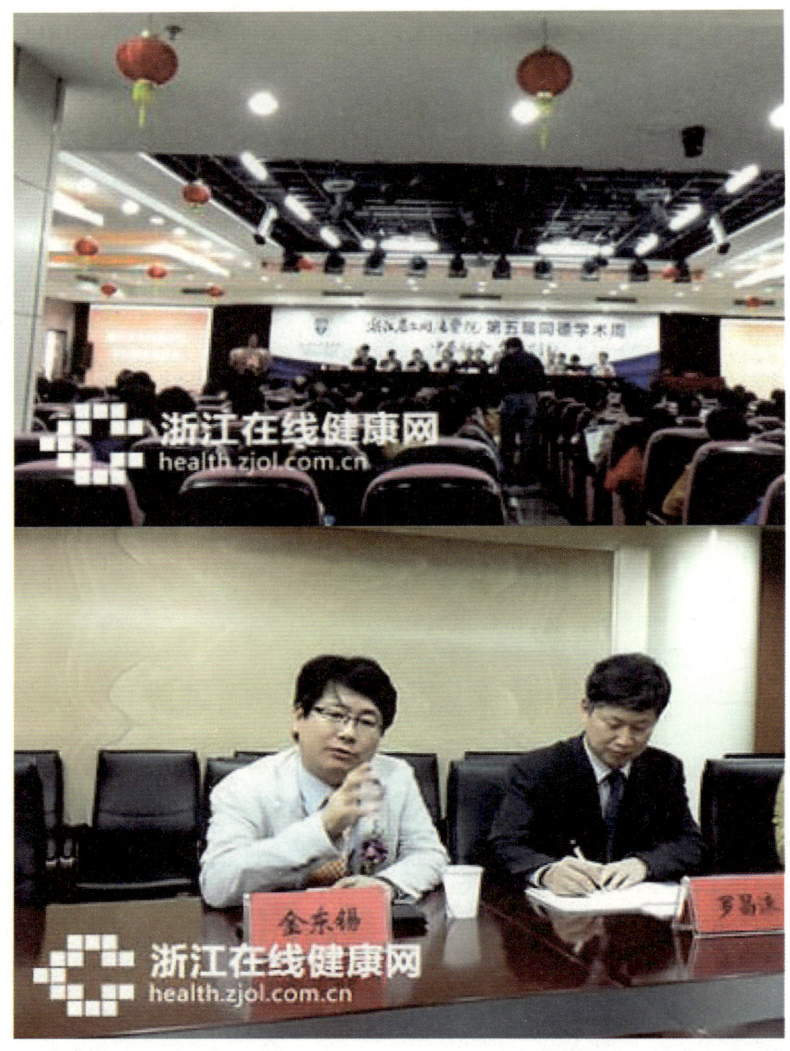

대한민국 통합의학 박람회

전라남도가 주최하고 장흥군이 주관하는 2014 대한민국 통합의학 박람회에 명문요양병원이 참여했다. 천관산 일원에서 열리는 박람회는 '건강을 위한 아름다운 동행! 통합의학!'이라는 슬로건으로 진행됐으며 국내 유명 병원은 물론 중국 장시중의약대학교 부속병원 등 총 133개 기관이 참여해 무료 검진과 체험 기회를 제공했다. 명문요양병원은 이번 통합의학박람회에 참가해 다양한 암 관련 의학 정보를 제공했다. 부스를 구성해 생혈액 분석, 양자측정, 활성 산소 측정, 암 유전자 검사, 비파 뜸 등 다양한 체험을 할 수 있도록 하였다. 20세기 의학이 분석적이고 세분화된 이분법적인 인식론에 가까웠다면 21세기 의학은 전체적 통합적 기능적인 의학으로 바뀌고 있는 추세다.

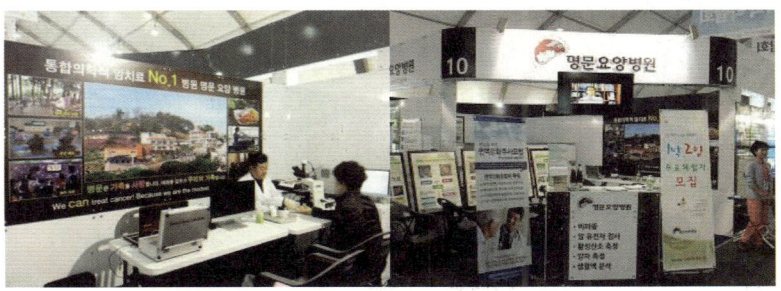

한국 통합의학 포럼

2013년 11월 전라남도 도청에서 통합의학과 보건의료산업의 발전을 위해 광주·전남 통합의료 전문가들로 구성된 '한국통합의학포럼'이 공식 출범했다. 한국통합의학포럼은 통합의학 발전을 모색하기 위해 광주·전남지역 대학교수와 의료인들이 뭉쳐 조직됐다. 발기인 대회에서 전남도가 통합의학의 메카로 성장할 수 있도록 상호 협력체제를 강화할 것을 결의했으며, 각 분야별 전문지식과 정보를 교류해 △양·한방, 대체의학 분야 전문가들 간 협력방안 마련 △의료법 등 제도개선 사항 발굴 △통합의료센터 운영방안 마련 및 통합의료 연구개발 지원 등 통합의학 활성화 방안을 추진할 계획이다.

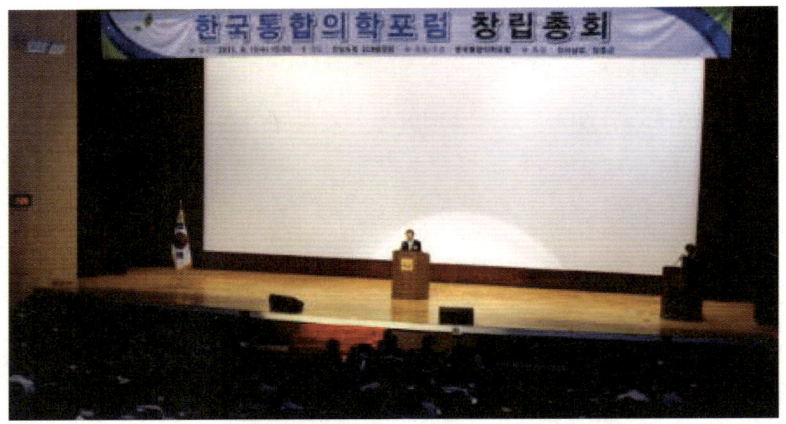

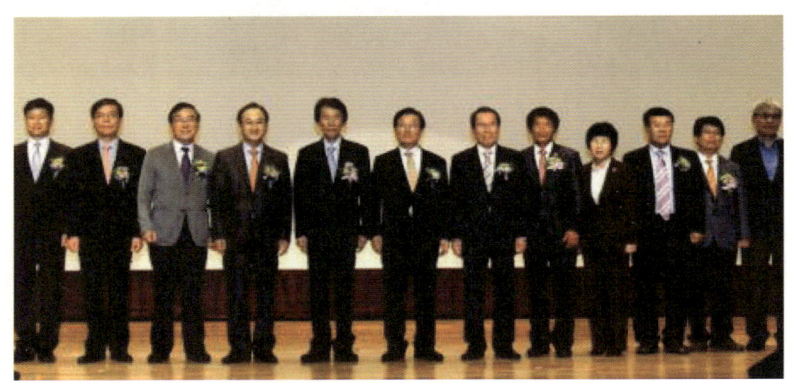

암 희망나눔 스테이

　필자의 병원에서는 2014년 10월부터 통합 암 치료 프로그램을 체험하기 위한 '암 희망나눔 1박 2일 스테이 무료체험 행사'를 진행하고 있다. 명문요양병원 내에서 진행되는 암 스테이는 원내 암 환우 및 일반인 체험자들이 함께한다. 해당 프로그램은 명상, 풍욕, 해독 암 치료, 건강식단, 암 극복 강의로 구성되어 있으며, 필자의 암 치료 강의, 암 환자의 권리 교육, 웃음치료, 요가 등 다양하고 알찬 프로그램이 마련하여 일반인들은 물론 암 환자들의 건강과 힐링에 도움을 주고 있다.

통합의학적 암치료 프로그램

기본프로그램
· 입원첫날 .... 입원상담
· 입원 2일째 .... 치료스케쥴 상담
· 기본프로그램 실시 : 침, 뜸, 비파팩, 항암단

해독프로그램
· 해독관장 → 입원 후 5회 실시(격일 또는 매일) / 한달에 5회씩 실시
· 해독약 복용

면역강화프로그램
· 한방 .... 항암산삼주사, HP(면역강화 약물), 기타 면역약침, 뜸, 침
· 양방 .... 메가비타민주사, 헤리주사, 압노바(미슬토)

체질별 한방치료
· 사상체질 감별, 체질한약, 체질침

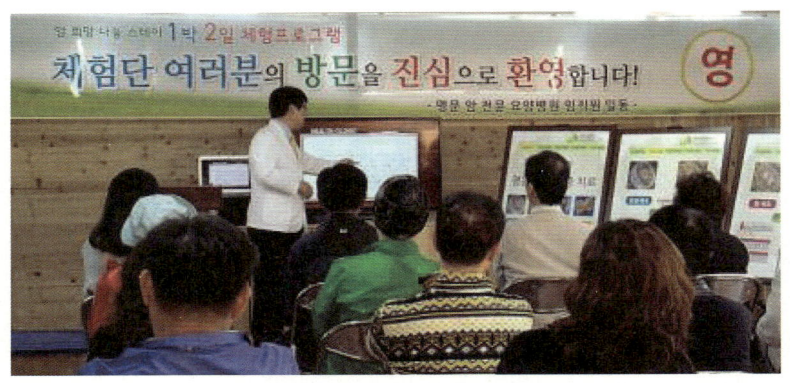
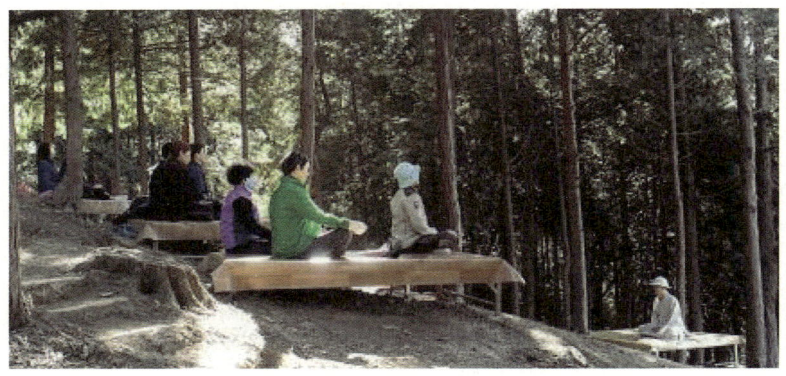
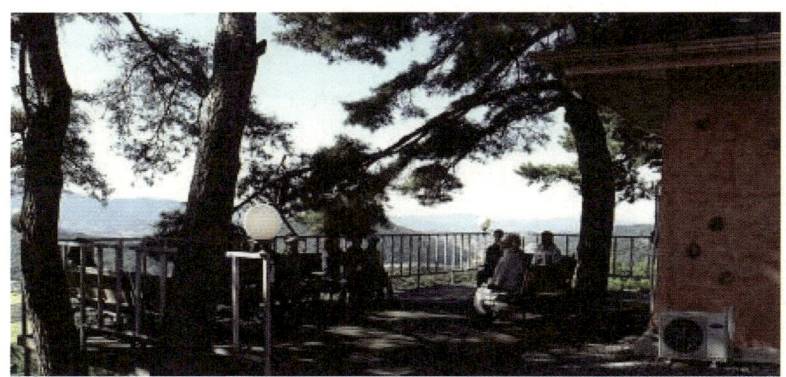

제5장
한의학으로
암을 치료한다

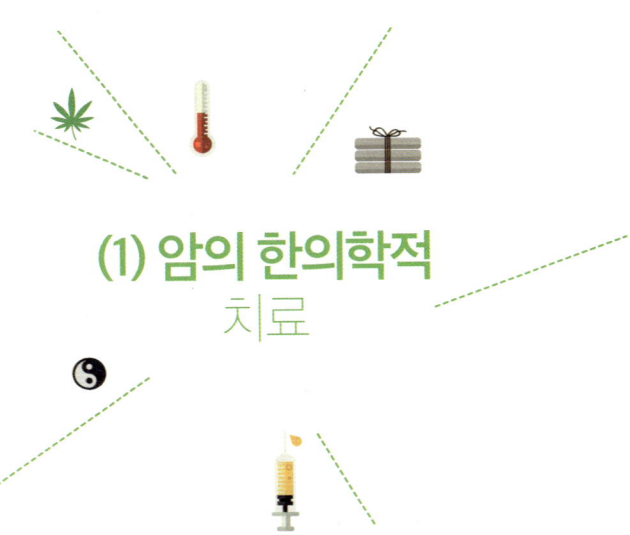

(1) 암의 한의학적 치료

1) 암 치료와 한의학

　서양의학에서는 암의 원인은 각종 발암물질, 유전요인, 환경요인, 면역기능 이상으로 보지만 한의학에서 암의 원인을 피가 탁해져서 오는 어혈로 보고 있다. 한의학에서 암에 대한 최초의 언급은 한의학의 고전 황제내경(黃帝內經)에 적취(積聚)라 언급된 이후로 장담(腸覃), 석가(石假), 징가(癥瘕) 영류(瓔瘤), 석저(石疽), 징적(癥積), 가취(瘕聚), 얼격(噎膈), 반위(反胃), 혈종(血腫), 적(積), 종류(腫瘤) 등의 다양한 병증으로 표현되어 있다.

　암의 원인을 기체혈어(氣滯血瘀), 열독내결(熱毒內結), 담습결취(痰濕結聚), 장부실조(臟腑失調)로 크게 4가지로 보았는데, 결국 어떤 원인에 의해 기혈순환(氣血循環)이 되지 않아 어혈이 발생하고 오래되면 적취(암과 같은 종양)가 생긴다는 것이다.

일반적으로 기체(氣滯)라면 잘 이해하지 못하겠지만 음식을 먹고 체했다는 말은 쉽게 이해할 것이다. 음식의 흐름이 정체된 것이 식체라면 기의 흐름이 정체된 것을 기체라 하며 혈액이 정체된 것을 어혈이라 생각하면 대충의 이해가 된다. 한의학에서 기(氣)는 인체 모든 생명활동의 원동력으로 모든 인체 생명활동은 기의 원동력에 의지하며, 혈액의 순환 또한 기에 의지한다. 현대의학적으로 말하면 기는 ATP 즉, 에너지에 해당한다. 기의 흐름이 좋지 않으면 혈액의 흐름이 좋지 않게 된다. 이를 기체즉혈체(氣滯卽血滯-기가 체하면 혈이 체한다)라고 한다. 물의 흐름이 막히면 물이 탁해져 결국 썩게 되듯이 기혈 순환이 되지 않으면 암과 같은 질환이 발생한다. 실제로 현대 과학적 분석방법으로 증명되었는데, 암 환자의 대부분이 혈액농도가 높다는 점이 바로 그것이다.

한의학에서는 모든 인체 질병의 시작은 기와 혈의 흐름이 좋지 않아 오장육부의 생리기능에 영향을 주어 결국 질환이 생기는 것으로 보고 있다. 다른 질환보다 복잡한 기전을 가지고 있는 암의 원인 또한 결국 기와 혈의 순환장애가 문제가 된 질환으로 보고, 치료 또한 기혈 순환을 잘 시키는 약물과 기와 혈이 부족할 때는 이를 보강하는 약물인 보기 보혈약을 처방하였다. 대표적인 약제로는 목향, 백출, 복령, 황기, 목단피, 사삼, 단삼, 삼릉, 봉출, 진피, 도인, 홍화 등이며 이 약재를 개인적인 체질과 체력을 고려하여 치료한다. 임상적으로도 이러한 약재로 한의학 치료를 한 결과 백혈구와 림프구의 수치가 상승하고 항암제나 방사선 치료의 후유증이 개선되었으며, 동물 실험에서도 항암 효과가 뛰어남이 증명되었다. 다른 한약재들도 점차 밝혀지겠지만, 최근 경희대 연구진은 4년간의 연구 끝에 목단피에 함유된 '메틸갈레이트' 성분이 조절T세포의 이동을 효과적으로 차단해 암

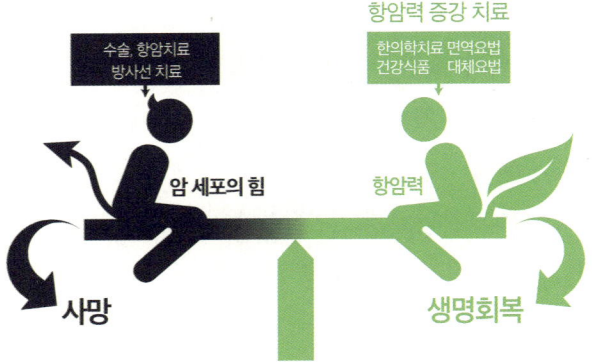

세포 증식을 억제한다는 사실을 밝혀냈다.

　혈액은 혈관을 쉬지 않고 돌면서 온몸의 세포에 산소와 영양소를 공급하고 세포에서 만들어진 탄산가스나 노폐물은 몸 밖으로 배출한다. 그리고 우리 몸의 면역체계를 담당하는 백혈구와 면역세포들이 혈액속에서 각종 세균과 바이러스를 제거하는 보안관 역할을 하고 있다. 따라서 혈액은 면역력(자연치유력)이다. 혈액이 탁해져 영양분과 산소운반이 되지 않으면 에너지를 생산하지 못하게 되고, 혈액이 탁하게 되면 혈액순환이 더디게 되고 백혈구의 기능이 떨어지고 체온도 같이 떨어져 저체온 현상이 나타나게 되고 우리 몸에 갖가지 질병을 일으키는 것이다. 풍요롭지 못하게 생활했던 부모님 세대는 못 먹고 부족해서 오는 질병이 많았지만, 요즘엔 너무 많이 먹고, 먹지 않아야 할 음식인 햄버거와 탄산음료와 같은 패스트 푸드를 함부로 섭취하면서 그 독소로 인해 혈액이 탁해져 발생하는 질환이 증가하고 있다. 특히 설탕, 정제된 흰소금, 정제된 흰밀가루 등의 흰색 음식 섭취를 줄이는 것도 피를 맑게 하는 방법이다.

　암 치료는 암의 세력이 얼마나 큰가와 암을 이겨낼 수 있는 인체의 저항력 즉 면역력이 얼마나 있느냐에 따라 결정된다. 암세포를 제거하는 것도 중요하지만 공격적인 치료인 항암, 방사선 치료를 견딜 수 있는 체력 만들기 또한 중요하다.

앞에서도 살펴보았지만 긍정적 마인드는 암치료에 가장 핵심요소이며 한의학에서도 몸과 마음은 하나다(心身一如)라는 사상과 자연과 인간은 서로 공존할 때 건강하다는 천인상응사상(天人相應思想)을 강조한다.

암을 비롯한 난치성 질환에 정신적인 요소와 면역력을 중시하여 치료하는 한의학적 관점이 증대되고 있다. 현대의학에서 바라보는 질병의 원인을 세균이나 바이러스 등과 같은 환자 밖에서 찾으려는 경향이 있는 반면 한의학은 같은 바이러스 질환이 유행하더라도 환자 자신의 문제 즉, 면역력이 약하면 질병이 오고, 면역력이 강하면 질병이 오지 않는다는 환자 본인의 문제에서 출발하려는 경향이 있다.

암 치료에 있어 현대의학은 암 세포를 대상으로 보는 반면 한의학에서는 암 자체보다는 인체 전체를 대상으로 바라보는 관점의 차이가 있다.

어느 한 분야가 틀렸다거나 우월하다기 보다 현대의학과 한의학이 바라보는 시각을 상호 단점을 보완하는 관계에 둔다면 진정한 통합의학적 사고가 아닐까?

현대 의학에서는 너무 분석적이고 국소적인데, 작은 부분을 정확하고 세밀하게 치료하는데 장점이 있지만 암을 철저하게 제거하는 데만 치우치다 보니 전체적인 환자의 상태를 고려하지 않은 다소의 부작용은 감내해야하며 체력이나 면역력이 희생 되어도 어쩔 수 없다 생각하는 경향이 있다. 한의학에서는 암도 결국 인체의 균형이 깨지고 자연치유력이 약해져 발생한 것이니 수술이나 항암 방사선을 통해 아무리 암세포를 완벽하게 제거한들 다시 재발할 것이다라는 전제로 깨진 몸 전체의 균형을 생각하면서 몸이 갖춘 치유력을 회복하는 치료법을 찾아 왔다.

2) 암을 바라보는 한의학 관점

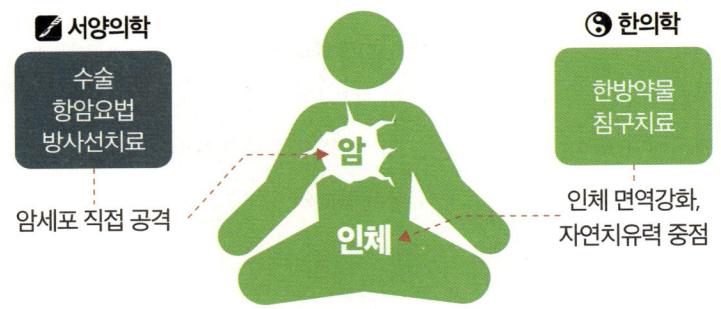

최근에 개별 환자의 상황에 맞는 <맞춤형 암 치료>를 목표로 한 연구가 활발 해지고 있다. 맞춤형 암 치료에있어서 한의학과 서양의학은 서로 다른 접근을 하고 있다.

서양 의학에서는 암 세포의 유전자 분석을 통해 항암제의 감수성과 부작용의 정도를 추정하여 항암제의 선택과 환자에 맞는 약 복용량에 반영시키는 것이 목표이다. 다양한 표적치료 항암제들이 개발되고 있다. 대표적인 치료제는 만성골수성백혈병의 글리벡이나 폐암의 이레사, 유방암의 허셉틴 등이다. 하지만 현재까지는 표적치료제도 일부 생명 연장을 목표로 하는 경우가 많고, 여전히 항암 부작용도 다양하여 앞으로 풀어야할 과제이다.

한의학에서는 개별 환자의 건강 상태와 체력이나 체질에 따라 체력과 저항력을 증가하시키는 방법으로 질병을 치료하는 생각을 가지고 있다. 같은 암이라도 환자의 체질이나 건강 상태는 각각 다르며 질병을 일으키고 있는 장기와 균형을 잃고 있는 생리기능도 개별 환자에 따라 다르다. 동일한 환자에서도 그 병태가 시간에 따라 달라진다.

3) 암은 전신 질환이다

눈에 보이는 암 조직을 아무리 제거해도 재발, 전이 및 제2, 제3의 다른 암이 발생하는 것은 암 발생의 기저에 몸의 면역력과 치유력의 저하, 만성 염증의 존재, 식생활의 편향, 스트레스 등 암의 발생이나 증식과 재발을 촉진하는 요인이 존재 하기 때문이다. 그 요인을 해결하지 않으면 보이는 암 조직을 제거해도 암이 재발하거나 다른 암이 발생한다.

암은 전신 질환 이며 암 조직만을 대상으로하여 재발을 막을 수 없다. 암

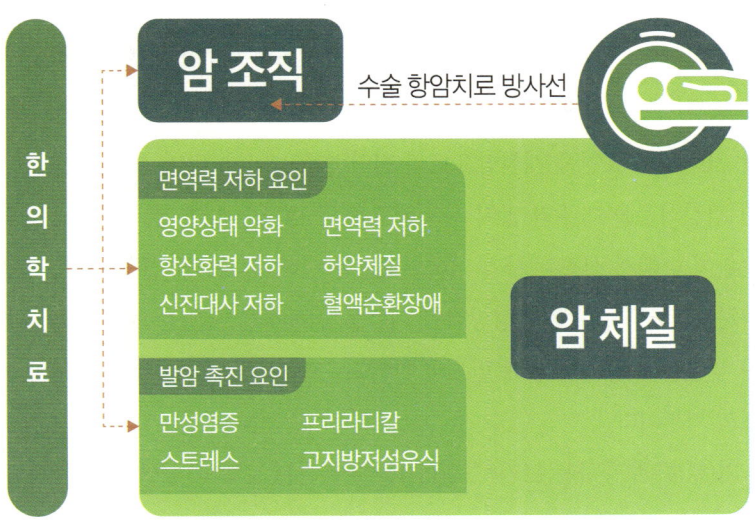

조직은 암 체질이라는 빙산의 일각에 불과하다. 눈에 보이는 암을 제거해도 수면 아래있는 "암 체질"이라는 빙산을 축소하지 않으면 또 다른 암 조직이 나올수도 있다.

　암 수술 후 재발을 예방하기 위해 서양 의학에서는 전신에 흩어져있는 암 세포를 항암제로 박멸한다라는 생각으로 암 수술 후에 보조 항암요법이 이루어지고 있다. 한편 한의학에서는 "암 세포가 몸 안에 남아 있어도, 면역력과 치유력을 제대로 지켜서 암의 증식을 억제하자" 라는 생각을 기본으로 한다. 수면 아래 빙산 (암 체질)을 줄이면 수상에 나오는 부분 (암 조직)도 작게 할 수 있다고 생각한다. 진행암의 항암제 치료에 있어서도 치유 능력을 저하시키는 요인과 암을 촉진하는 요인을 제거 하는 치료를 병용하는 것이 플러스가 되는 것은 쉽게 이해할 수 있다.

4) 항종양면역을 올리는 한의학

　그림 : 한약 보제(補劑)는 대식 세포를 활성화하여 Th1 세포의 분화를 촉진 함과 동시에 영양장애, 악액질, 노화, 스트레스 등 Th1 세포의 기능 분화를 저해하는 요인을 개선함으로써 면역력을 높인다. 면역 증강 작용을 가진 건강식품을 아무리 많이 사용해도 영양 상태가 나쁘거나 조직의 혈액 순환이 나빠서 신진 대사가 저하되고있는 상태에서는 면역력이 충분히 증가하지 않는다. 신체의 정상적인 기능을 저해하는 요인을 제거하고 부족한 부분을 보완하기 위해 필요한 한약의 조합을 생각하는 것이 한의학 치료의 기본이다.

　기(氣)를 보충하는 보기약, 혈(血)을 보충하는 보혈약, 혈액 순환 개선 목

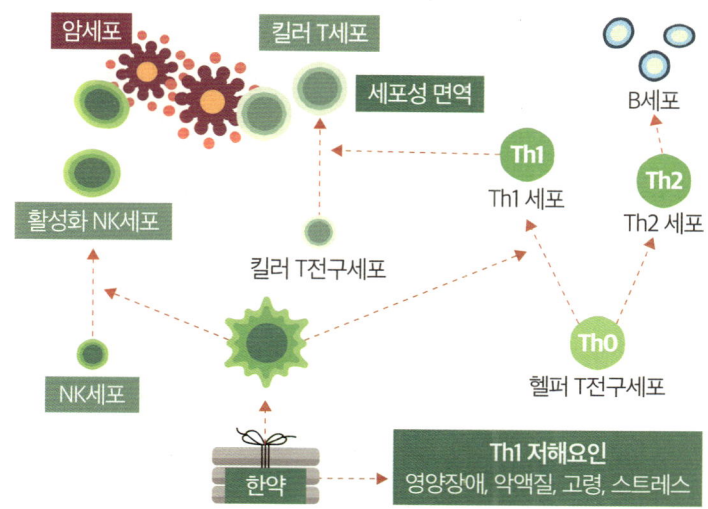

적으로 구어혈약(驅瘀血藥), 소화 기능을 향상시키는 건비약(健脾藥), 신진대사를 왕성하게 하는 보양약 (補陽藥) 및 산한약(散寒藥)등을 사용한다. 대부분의 항암제 치료를 받고있는 환자는 기혈(氣血)이 모두 손상되어 있는 기혈양허(氣血兩虛)의 상태로 이러한 상황을 개선하지 않고 아무리 면역세포를 자극하는 건강식품을 섭취해도 면역력을 높일 수 없다.

인삼·황기·백출·백복령 등의 보기건비(補氣健脾) 한약은 단핵구와 대식세포의 활성화에 의해 Th1 우위의 면역 반응을 유도하고 감염방어 및 항종양 작용을 하는 세포성 면역을 부활한다. 한약처방중에서 보중익기탕 등은 대식세포의 활성화, 림프구수의 증가, NK세포 활성화 등의 면역 증강 작용이 보고되고 있다.

5) 한약은 항암치료와 방사선치료의 효과를 상승시킨다

항암제나 방사선은 정상 조직에 산화 스트레스를 주어 조직장애나 혈액순환 장애를 일으키고 면역력과 자연치유력을 저하시킨다. 한편, 산화 스트레스는 암세포의 사멸을 어렵게하고, 항암제나 방사선치료에 저항하

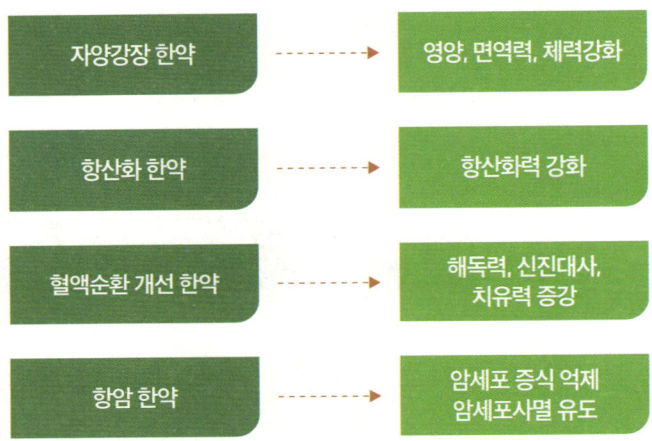

는 암세포의 출현을 유도한다. 구어혈약은 이러한 작용을 억제하여 치료 효과를 높인다.

방사선치료에 한약을 병용하면 방사선에 대한 감수성을 높여 치료 효과를 높일 수 있다. 암조직의 방사선 감수성에 관련된 주요 요인으로 산소부족 상태가 있다. 한약은 미세순환을 개선하고 혈액의 흐름을 증가시켜 혈액 유속을 높여 종양 조직과 내부의 섬유 단백질의 응집을 파괴하여 세포의 산소 결핍 상태를 개선한다. 중의학에서는 구어혈약인 천궁 홍화 등의 약침 주사액을 사용하여 치료에 필요한 방사선 선량을 줄인 경우가 보고되고 있다. 울금 아출 지룡 등의 한약재가 방사선의 감수성을 높인다는 보고도 있다.

암 조직의 산소 결핍 상태는 암 세포에 스트레스 자극을 지속적으로 제공하여 항암제에 대한 암세포의 저항을 높인다. 이러한 문제를 해결하는 용도로 구어혈약은 유용하다. 또한 손상된 정상 조직의 복구를 촉진하기 위해서도 조직의 미세 순환을 양호하게하는 것은 의의가 있다. 한약으로 조직의 혈액 순환을 개선하는 것은 방사선이나 항암제에 대한 암세포의 감수성을 높임과 동시에 정상 조직의 복구를 촉진하고 암 치료의 효과를 높일 수 있다.

한약은 항산화 물질의 보고이며, 항산화 물질이 많은 한약으로 항암제의 부작용을 경감해, 항종양 효과를 높이는 포인트가 되고 있다.

6) 종양 휴면요법과 한의학

암이 잠을 잔다? (암의 휴면상태 또는 동면상태)

암이 잠을 잔다. 무슨 말일까? 암이 동면상태, 휴면상태에 들어가 더 이상 자라지 않고 정지상태에 있다는 것이다. 실제로 말기암 환자들에게 나타나는 현상으로 시한부 선고를 받고도 10년 이상 건강을 유지하고 있는 경우를 보게 되는데, 이런 현상을 응용한 치료법으로 Tumor Dormancy (종양 휴면)라는 개념이 있다. Dormancy의 뜻은 휴면, 중단의 의미로 암세포의 증식을 정지시켜 종양을 휴면 상태로 가지고 가자는 치료 방법으로 암과 공존한다는 개념이다.

암이 몸속에서 완전히 사라지고 완치 상태에 도달한다면 암 환우에게는 더없이 좋은 일이고 기쁜 일이겠지만, 현실은 그렇지 않다. 초기에 발견되어 수술로서 완전히 절제가 가능한 조기암이거나 치료성적이 좋은 일부

암을 제외하고 아직도 많은 암 환우들이 수술, 항암치료, 방사선치료 등에도 불구하고 암으로 인해 고통 받고 있고 생명을 잃어가고 있다.

암을 완전히 없애지 않고도, 암의 피해를 최소화하면서 암과 함께 살아갈 수는 없을까 ?

암 휴면요법은 일본 카나자와 대학 암연구소 타카하시 유타가 교수가 1990년대에 주창한 내용이다. 항암제 등을 고용량으로 너무 무리하게 사용하지 않고 부작용을 최소화 시키면서 치료하여 우리 몸에 암세포를 공존시켜 암을 휴면상태에 둔 채로 건강하게 살아가자는 내용이다.

최근에는 암을 고혈압이나 당뇨병처럼 만성질환으로 간주하고 꾸준히 관리해야하는 질병이란 인식이 널리 퍼져가고 있다. 암을 어떻게 관리하며 살아가야하는지가 화두로 떠오른것이다. 미국 국립암연구소도 암 치료 전략을 20세기 'Seek and Destroy'에서 21세기 'Target and Control'로 조정하였다. 공격적인 암 치료보다는 관리하는 만성질환적 접근이 중요시되고 있다는 것이다.

암의 휴면요법을 실행하는 구체적인 방법들에는 어떤 것들이 있을까 ? 암 휴면요법은 "눈에 보이는 암은 피해를 감수하더라도 모두 깨끗이 제거한다."라는 기존 개념을 "암이 인체에 미치는 영향을 최소화하여 건강한 삶을 살아갈 수 있다면 조금 천천히 암을 줄여 나가거나 크기는 줄지 않더라도 치명적인 부작용이 없다면 암과 함께 살아나가겠다."로 바꾸는 것이다. 암 환자의 궁극적인 목표는 오래 사는 것이다. 오래 살기 위해서 가장 문제가 되는 것은 암의 전이 억제와 재발 방지이다. 암의 성장과 전이를 억제하는 다양한 치료법들이 시도되고 있는 이유이다.

이미 오래전부터 유럽에서는 기존의 항암치료와 병행하거나 또는 단독으로 사용할 수 있는 다양한 면역요법들이 의사들에 의해서 시행되고 있으며, 국내에서도 일부 의사들에 의해서 스마트 저용량 항암요법, 메트로놈 항암요법 등이 시행되고 있다.

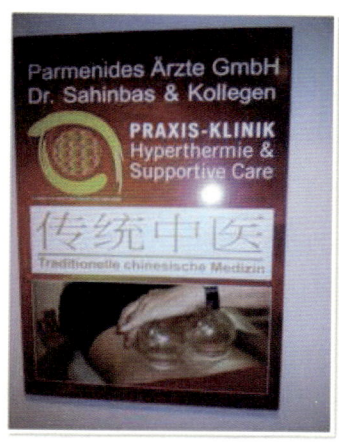
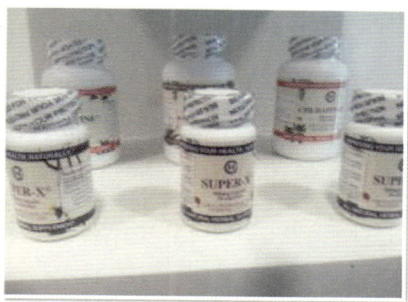

항암치료 부작용을 최소화하면서 다양한 면역요법이나 대체의학 등을 접목하여 암 치료 효과를 극대화하여 생명연장과 건강한 삶이라는 두 가지 목표를 모두 겨냥한 치료법들이다.

암에 대항해서 우리 몸을 지켜주는 가장 강력한 첫 번째 방어수단이 면역력이다. 면역력이 정상일 때는 면역세포나 각종 면역물질이 우리 몸에 생기는 돌연변이 암세포를 잘 처리해 왔지만 언제부턴가 그 면역체계가 효율적으로 작동하지 않는 상태에 빠진 것이 문제가 되 암이 발생한 것이다. 보다 더 큰 행복과 풍요로운 삶, 자연을 거스르지 않고 생활하는 것이 깨진 면역력을 되살리고 강화하는 첫 번째 방법이 될 것이며 몸과 마음이 잘 다스려진 상태에서 계획된 치료계획과 병행된다면 최적의 치료 환경을 제공하는 치료가 될 것이다.

면역력을 올리는 일은 의학적인 치료로 이루어지기보단 스스로 생활방식에 의해 결정 된다는 것이 과학적으로 검증된 많은 증거들이 있다.

기존 의학계에서도 부작용을 최소화 할 수 있는 다양한 표적치료제, 신규 항암제, 새로운 방사선 치료법으로 가능하면 부작용이 적으면서 면역력을 손상시키지 않는 치료법이 개발되고 있다.

필자의 병원에 입원 중인 많은 환우분들도 항암치료와 방사선 치료를 받는다. 하지만 편백나무 숲속의 맑은 공기와 음식 그리고 즐거운 병원 생활이 약해진 면역력을 회복시키는 중요한 역할을 하고 있다.

한의학 치료는 체력과 면역력을 높이고 암세포의 증식을 억제하며, 삶의 질을 개선하는 효과 등이 있어 암 휴면 요법에 효과적인 방법을 가지고 있다.

최근 연구에 의하면 면역기능을 유지하는 범위 내에서 항암 치료를 하는 것이 더 생명연장 효과가 있다는 결과가 나왔다. 즉, 면역력을 크게 훼손하지 않는 수준의 항암치료를 권장하며 보다 적극적인 방법으로 면역세포치료법과 같은 면역력을 높이는 치료가 제시되고 있다.

수술로서 아주 좋은 치료 성적을 내고 있는 조기암 환우의 경우와 달리 진행암 상태에 있는 환우의 입장에서 무작정 항암치료를 거부하는 것은 참으로 어려운 일이다.

다양한 관점을 가진 의료진과의 상담을 통해서 결정하는 것이 좋다.

암을 친구 삼아서 치료했다는 모 의사의 이야기처럼, 어려운 상황에 빠져 있는 많은 암 환우분들도, 암세포가 잠든 아이처럼 고요한 휴면상태에 빠져서 몸의 건강과 평안이 유지되기를 기원한다.

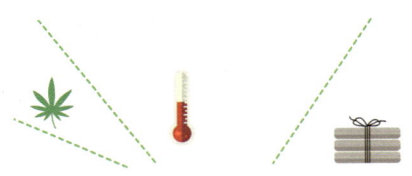

(2) 암 치료에 도움이 되는 항암본초

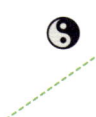

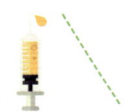

	암세포 자살 유도	유사생물 반응조절 작용	항종양 혈관 신생	항전이	신호전달 체계차단	종양약물 내성억제	항돌연 변이
토복령	◎						
반지련	◎	◎	◎	◎			
백영	◎	◎	◎		◎		
백화사설초	◎	◎	◎		◎	◎	
용규	◎	◎	◎			◎	
하고초	◎					◎	
사간		◎	◎		◎		◎
계혈등	◎			◎			
아출	◎	◎	◎			◎	
산자고			◎	◎			
백강잠			◎	◎			
의이인	◎	◎	◎			◎	
선학초	◎	◎	◎	◎	◎		◎
북사삼		◎				◎	◎
반하	◎	◎	◎		◎		
과루앤		◎	◎				

반지련(半枝蓮)
치솔골무꽃

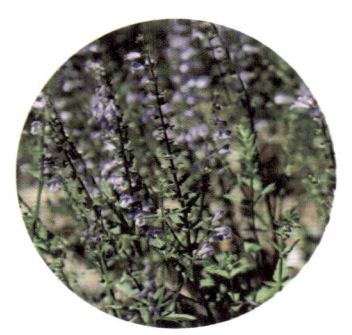

꿀풀과(Labiatae)의 다년생 초본인 치솔골무꽃(Scutellaria barbata)의 전초이다. 중국 남부 지방에 자생한다. 우리나라 바닷가에 자생하는 땅채송화(돌나물과;Sedum oryzifolium), 남아메리카가 원산지인 채송화(쇠비름과;Portulaca grandiflora)를 일부에서 반지련으로 대용하고 있다. 중의학에서 항암 본초로 활발히 쓰이고 있는 약물은 치솔골무꽃이다.

골무꽃은 학명이 Scutellaria indica로 다른 종이다.

한의학에서는 청열해독, 거어지통, 산종산결, 행기이수, 지혈(清熱解毒, 祛瘀止痛, 消腫散結, 行氣利水, 止血)등의 효능이 있어, 황달, 인후두염, 폐렴, 림프선염, 출혈 등의 열독증상(熱毒症狀)과 간암, 소화기암, 자궁암 등의 각종 암 치료에 사용되는 한약재이다.

약성은 평하고 냉하며(藥性平凉), 맛은 맵고 쓰다(味辛微苦). 간 비 폐 위

대장으로 귀경(歸經)한다. 단방으로 혹은 복합 처방에 배합되어 각종 암에 대한 치료 목적으로 활용된다.

중국에서는 반지련을 항암중약(抗癌中藥)으로 분류하고 실용화하여 임상에 사용하고 있다.

복방반지련 복합주사제, 복방반지련환 등을 소화기암, 폐암, 자궁경부암, 융모상피암 등에 사용하며, 원발성 간암에 사용하여 유효율이 62%에 이르렀다는 보고도 있다.

또한 실험에서 급성백혈병 세포에 대하여 억제 작용을 보였다. 반지련에 대한 연구에서는 주로 암세포 증식억제와 세포사멸 apoptosis 유도를 통해 항암 작용이 나타난다고 보고 되었다.

반지련의 성분 중에서 주로 바르바틴(barbatin A-C)과 스쿠테바르바틴(scutebarbatine B-L)은 세포독성 작용에 의해 암 세포의 증식을 억제하며, 바르바틴A는 과산화수소로 인한 산화적 손상으로부터 세포를 보호하는 효과를 나타낸다.

반지련에 대한 항암 연구로는 난소암, 유방암, 폐암 세포 성장 억제효과, 암세포에서의 DNA 합성억제와 암세포 성장 억제효과 등이 검토되었고, 간 장애에 대한 보호 효과가 있어 장기간 항암치료에 응용할 수 있다는 연구 결과도 있다.

아울러 자궁경부암 세포주에 대한 농도별 세포독성과 형태학적 변화와 단백질 합성 억제 작용, 성장억제 작용, 세포 사멸의 신호전달효소와 유전자발현으로 증식억제와 사멸에 미치는 영향 등이 있다. 또한 반지련 추출물은 실험 결과 강한 암세포 성장 억제 효과와 암세포 치사 활성을 나타냈다. 난소암, 자궁경부암 세포에 대한 실험에서 항산화 작용과 항변이 작용으로 작용하였으며, 항암 활성을 유도하였다. 우방암, 피부암 등의 실험에서도 항염증성 효과를 매개하여 암세포 증식 억제 작용과 암세포 신생을 선택적으로 저해하였다.

반지련 추출물과 항암제 시스플라틴(Cisplatin)병용 투여 실험에서 항암 작용의 증강효과를 나타내는데 세포독성 작용(cytotoxicity)과 세포사(apoptosis)를 유도하여 병용 투여 효과가 증대된다. 반지련과 시스플라틴 각각을 단독 투여했을 때보다 세포독성 효과가 더 강하게 나타났다.

울금(鬱金)

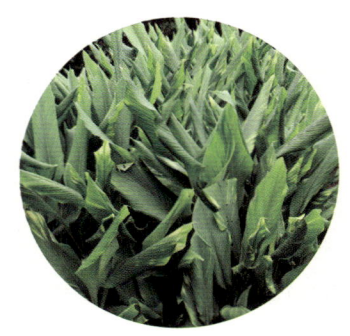

울금은 생강과 다년생 초본인 울금(Curcuma aromatica), 강황(Curcuma longa), 아출(Curcuma zedoaria)의 덩이뿌리이다. 주로 아시아 열대 지방에 분포하는데 건강 열풍을 타고 국내에서도 재배가 늘고 있다.

약리작용은 혈중지질을 떨어뜨리며, 담즙분비와 배설을 촉진하며, 이뇨작용, 진통작용이 있다. 울금의 성질은 냉하며 맛은 맵고 쓰며 무독하다(性味凉 辛苦 無毒). 귀경은 심 간 폐(心肝肺)이다. 행기화어(行氣化瘀) 청심해울(淸心解鬱) 이담퇴황(利膽退黃)의 효능이 있어 경폐통경(經閉痛經) 흉복창통(胸腹脹痛) 열병신혼(熱病神昏) 전간발광(癲癎發狂) 황달요적(黃疸尿赤) 제출혈(諸出血) 등의 치료 효과가 있다.

음허실혈(陰虛失血) 기체혈어(氣滯血瘀)에는 금기이며, 임신부는 주의해야한다.

흔히 강황과 울금을 혼용하여 쓰는데, 울금과 강황은 같은 생강과 식물이지만 주로 울금은 건강식품에 사용되는 기능성 재료이며, 강황은 카레를 비롯한 식품의 재료로 주로 사용된다. 울금은 회색빛이 돌며, 강황은 노란빛을 띠어 색으로 구분하기도하며, 실제 인도 중국 일본 한국 등 각국에서 강황과 울금이 혼용되어 사용되고 있지만, 정확하게는 강황과 울금은 동일 식물이며 뿌리줄기는 강황, 덩이뿌리는 울금이라고 한다.

강황(薑黃)

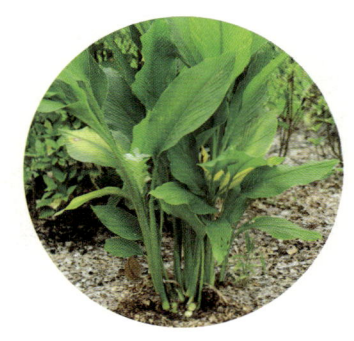

강황은 생강과 식물인 강황(Curcuma Longa L.)의 근경(뿌리줄기)을 건조한 것으로 성질은 따뜻하고 맛은 맵고 쓰며 무독하다(性味溫 辛苦 無毒). 귀경은 간 비(肝脾)이며 파혈행기(破血行氣), 통경지통(通經止痛)의 효능이 있어, 심복비만창통(心腹痞滿脹痛), 경폐(經閉), 징가(癥瘕), 풍습견비동통(風濕肩臂疼痛), 타박종통(跌撲腫痛) 등에 활용된다. 혈허(血虛)로 인한 기체혈어(氣滯血瘀)가 없는 경우에는 주의해야한다.

전라남도 보건환경연구원의 발표에 따르면 진도산 울금을 대상으로 연구한 결과 주성분인 커큐민이 항암 및 항염증 효과가 있다고 밝혔다. 울금에서는 품종에 따라 1~5%의 커큐민 성분이 추출되는데, 이번 연구에서 커큐민 농도 50μM에서 대장암 세포 절반이 사멸되고 200μM에선 완전 사멸되는 것으로 나타났으며, 10μM에서 염증이 현저히 감소하고 40μM에서는 거의 정상 수준을 되찾아 염증완화 효과도 있다고 밝혔다. 국내 최대의 울금 생산지는 전남 진도이며, 지역 특산품으로 지정되어 있기도 하다.

우리가 자주 먹는 노란색 카레의 재료가 바로 강황이다. 노란색을 띠는 것은 바로 커큐민(curcumin)이라는 색소 성분 때문이다. 강황은 여러 매체를 통해 치매 예방과 항산화 효과, 뇌줄중 예방의 효과가 있는 것으로 소개되고 있고, 여러 논문들에 의해서 알츠하이머병, 심혈관질환, 대사성 질환, 우울증, 피로 등에도 효과가 있는 것으로 나타났다.

인도 연구팀에 의하면 커큐민이 췌장암, 유방암 억제 효과가 있으며, 인도 국민의 암 발생률이 미국인에 비해 현저히 낮은 이유가 카레를 포함한 향신료 섭취라고 한다..

엠디앤더슨 암연구소 연구진의 발표에 의하면 강황에 포함된 커큐민은 유방암의 폐전이를 막아주고, 항암제인 탁솔을 장기간 사용하여 생기는 부작용을 완화시켜준다고 하였다.

또한, 강황은 면역세포인 CD4, CD8, T세포를 회복시켜 면역체계를 강화하며, 면역세포를 파괴시키는 단백질 생산도 감소시켜 항암작용을 한다고 한다.

서울삼성병원 비뇨기과에서는 커큐민이 유해산소를 없애고 암 생성을 지연시키는 항산화 성분을 함유해 전립선암의 예방에 도움이 되며, 실제 동물실험에서 전립선암의 전이가 크게 감소했다고 밝혔다.

영국에서 진행된 임상실험에서 위암 환자에게 항암제 투여전 커큐민을 투여한 결과, 훨씬 더 좋은 효과를 나타냈다고 발표했다.

실험에서 강황은 대장암, 유방암, 폐암, 피부암 발생의 예방을 하는 효과가 있으며, 강황 특히 커큐민 성분이 암유발 물질의 중화, 돌연변이 방지,

암세포 사멸, 전이억제 등의 기전을 통하여 대장암의 위험을 58% 감소시킨다고 한다.

서울대 약대 연구팀은 실험에서 커큐민이 염증유발인자를 활성화 시키고 전사인자를 억제하여 피부암 촉진을 억제한다고 발표하였다. 커큐민은 인간 상피세포에서 염증유발인자에 관여하는 cox-2의 발현을 약화시킴으로써 항염증 효과를 나타낸다. 암 조직 주변에는 cox-2의 발현이 현저함을 통해 암과 염증이 밀접히 관련됨을 알 수 있다.

백두옹(할미꽃)

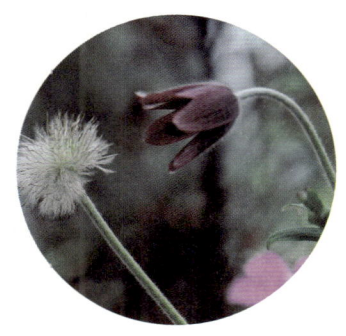

백두옹(白頭翁)은 미나리아재비과(Ranunculaceae)에 속한 다년생 초본인 할미꽃(Pulsatilla koreana)의 뿌리로, 중국에서는 Pulsatilla chinensis도 약용하며, 봄과 가을에 채취하여 건조후 사용한다. 꽃줄기 끝에 흰색 털이 있는데 그 모양이 노인의 백발과 닮아서 할미꽃이라고도 하고, 복통과 설사에 시달리던 환자가 지나가던 백발의 노인이 전해준 약을 먹고 나았다고 해서 그 풀의 이름을 '백발의 늙은이'라는 의미로 백두옹(白頭翁)이라고 짓게 되었다고도 한다.

한의학적으로 백두옹의 성질은 차고 맛은 쓰며 무독하다.(性味寒苦 無毒). 귀경(歸經)은 위(胃), 대장(大腸)이다. 효능은 청열해독(淸熱解毒), 량혈지리(涼血止痢)로 아메바성 이질, 습열이질, 치질출혈 등에 쓰인다. 약리작용으로 항균작용, 항아메바작용, 심장독성, 진정, 진통작용, 피부점막자극작용 등이 보고되었다. 허한성설사 (虛寒性 泄瀉), 허약자의 만성위염(慢性胃炎)에는 복용을 주의한다.

부위별 약효로는 뿌리를 백두옹(白頭翁)이라하여 설사, 출혈 등을, 꽃은 백두옹화(白頭翁花)라하여 학질, 두창(頭瘡)을, 잎은 백두옹엽(白頭翁葉)이라하여 요슬풍통(腰膝風痛), 부종, 심장통증 등을 치료한다

할미꽃의 주성분은 사포닌이며, 뿌리에는 항균성 물질인 아네모닌(Anemonin)을 함유하며 잎에는 강심작용을 하는 오키날린(Okinalin)이 함유되어 있다. 할미꽃 뿌리에는 트리테르페노이드 계열의 9종류의 올레아난 사포닌과 8종류의 루펜 사포닌 등 총 17종류의 사포닌을 포함하는데 이중에서도 올레아난 사포닌이 항암(antitumor)작용 활성이 매우 좋다

SB주사는 2008년 보건당국으로부터 '기존의 항암제가 듣지 않는 전이성 비소세포 폐암의 보조요법제'로 지정된 의료기관에서만 쓸 수 있게끔 제한적 시판 허가를 받았다.

식품의약품안전처에 따르면 지난 2002~2012년까지 실시한 임상시험에서 환자 20명에게 이 약을 투여한 결과 2명에게서 암의 크기가 50% 이상 줄어드는 반응이 나타났다.

전문의약품인 SB 주사제는 할미꽃 뿌리, 인삼(Panax ginseng), 감초(Glycyrrhizae radix), 등 3가지 천연물 한방 약물로 구성된 항악성종양제로 암 성장 억제성분인 풀사틸라 사포닌 D(Pulsatilla saponin D)와 탈산소 포도필로톡신(Deoxypodophyllotoxin)이 함유돼 있다.

현재 임상 2상이 진행 중이다. SB주사는 세포 자멸(Apoptosis) 유도와 암세포의 증식(proliferation)을 억제하고, 이와 함께 혈관 신생(angiogenesis)의 억제 가능성이 있는 것으로 보고되고 있다. 연구팀은 인체 암세포

를 이식한 실험쥐에 이 항암물질을 15일 간 투약한 결과 암 성장 억제율이 82.1%로, 아드리아마이신 61.5%에 비해 20.6%포인트 높은 것을 확인했다. 개를 대상으로 한 실험에서도 콩팥 등이 전혀 손상되지 않는 등 부작용도 거의 나타나지 않는 것을 확인했다. 제조회사는 천연물 추출물질을 사용한 주사제인 SB31을 먼저 시장에 내놓은 뒤 단일물질로 만들어진 SB365를 상품화 할 계획이다.

시판 대상자로는 내성으로 인한 항암치료 중단자, 부작용이 심해 항암치료가 불가능한 경우, 서양의학적 항암치료를 원치 않는 경우, 노령 또는 몸이 약해 함암치료가 불가능한 경우, 전이암으로 항암치료 무의미자, 복수나 흉수가 심한 경우 등이다.

투여는 모든 암환자에 가능하며 투여방법은 정맥주사, 흉복강주사, 종양내 직접주사가 있고 투여주기는 1주기부터 7주기로, 1주기는 1일 1회 4일간 연속 정맥주사를 기준으로 한다.

대계(大薊)
엉겅퀴

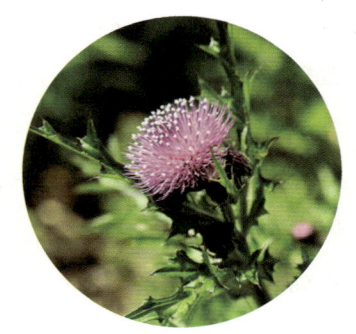

국화과(Compositae) 다년생 초본인 엉겅퀴(Cirsium japonicum)의 전초를 말한다.

한국, 중국, 일본 등 북반구 온대지역에 주로 자생하며, 한의학에서는 전초를 대계(大薊), 뿌리를 대계근이라 하며, 민간에서는 가시나물, 항강꽃이라고도 불린다.

엉겅퀴에는 생리활성이 뛰어난 아피게닌, 루테올린, 미리시틴, 켐페롤, 펙토리난 등의 다양한 플라보노이드 성분이 함유되어 있으며, 아피게닌(apigenin)은 암예방 효과 및 신경보호 효과가 있는 것으로 알려져있고, 엉겅퀴 추출물은 항돌연이성, 항암활성, 면역증진 및 항우울 등의 작용이 있음이 보고되고 있다.

성질은 서늘하며 약맛은 쓰고 달며(性味凉苦甘) 간 심(肝心)으로 귀경하고, 효능은 량혈지혈(凉血止血), 산어소종(散瘀消癰), 청간이담(淸肝利膽),

청열해독(淸熱解毒)이다. 간염, 각종 출혈, 신장염, 폐농양 등에 사용한다. 약리작용으로 지혈작용, 혈압강하작용, 항균작용 등이 보고되었다. 이담작용, 이뇨작용이 일부분 밝혀져 급만성 간염과 신장염 치료제로 사용한다. 속이 차고 비위가 약한 사람은 주의 해야 한다.

흰무늬엉겅퀴로 알려진 국화과 식물인 밀크시슬(Milk Thistle)(학명:Silybum marianum)은 흰색의 무늬가 성모 마리아의 모유라는 뜻으로 성마리아 엉겅퀴(St.Mary's Thistle)라고도 하며 유럽, 북아프리카, 아시아 등에 자생한다. 잎, 뿌리, 줄기, 씨앗 모든 부분을 약용으로 사용할 수 있지만, 약물로서의 의미를 갖는 부분은 바로 씨앗이다. 밀크시슬이 주목 받는 이유는 바로 실리마린(Silymarin)이라고 하는 플라보노이드계열 성분 때문이다. 실리마린은 실리비닌(Silibinin), 실리지아닌(Silidianin), 실리크리스틴(Silicristin)등의 파이토케미칼 성분으로 구성되어 있는데, 특히 실리빈이 가장 강력한 효과를 보인다. 흰무늬엉겅퀴 특히 씨앗의 추출물을 보통 실리마린이라 부르는데, 밀크시슬 추출물은 65~80% 실리마린과 20~35%의 지방산으로 구성되어 있다. 밀크시슬이나 실리마린이라 표시된 제품에는 별도로 실리마린 함량을 표시하고 있다.

밀크시슬이란 2천년 전부터 유럽에서 약으로 사용해온 엉겅퀴 식물의 일종이다.1930년대 독일에서 밀크시슬의 실리마린이 간 건강에 효과가 있음을 발견했다. 밀크시슬의 효능은 간의 해독기능을 돕고 유해물질로부터 간세포를 보호하여 손상된 간의 재생을 돕는다. 세계보건기구(WHO)에서는 1일 실리마린 200~300mg 섭취할 것을 권장하고 있다. 밀크시슬은 다른 약물과의 상호작용이 거의 없는 안전한 약물이나 식욕부진, 구토, 설사 등을 유발했다는 보고가 있으며, 담즙 분비를 촉진하여 과량 복용시 설사를 유발할 수 있다. 엉겅퀴에 알러지가 있는 경우, 실리마린에도 알러지가 있을 수 있다. 임신부 수유부 등의 안정성에 대한 별도의 보고는 없으므로 주의해야한다.

  필자의 병원에서도 간암 담도암 환자들이 종종 엉겅퀴 추출물을 구입해 드시는 경우를 본다. 실리마린의 약효 때문에 간경화, 간암 환자들이 엉겅퀴 추출물이나, 밀크시슬, 실리마린 등을 복용하고 있다. 실리마린은 일반 의약품으로 구분되어 실제 의사에 의해 처방되기도한다. 실제로 독일 의사들은 간 질환에 실리마린을 가장 많이 처방한다고 한다. 국내 식약처에는 간염, 간경화의 보조 치료로 승인이 되어있다.

  간암 환자들의 경우 간기능 이나 몸 상태에 따라, 건강식품이나 약물 복용에 각별한 주의를 기울여야한다. 특히 야생 엉겅퀴를 채취해 임의로 추출해서 복용하는 경우 문제가 되기도한다. 반드시 의사 한의사의 도움을 받아 간기능을 고려한 적절한 용량을 체질에 맞게 복용해야한다.

백화사설초(白花蛇舌草)
백운풀

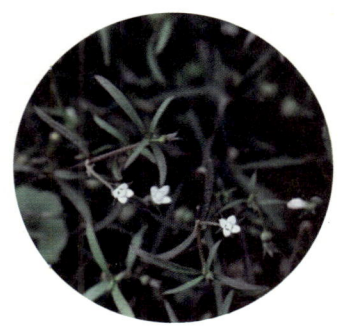

백화사설초(Oldenlandia diffusa roxib)는 꼭두서니과의 한해살이풀인 백운풀의 전초이다. 주로 산지의 습지에 자생한다. 하얀색의 꽃이 피고 꽃이 뱀의 혀를 닮아서 백화사설초라하며 전남 백운산에서 처음 채취되어 백운풀이라고도 한다. 산방백운풀, 긴잎백운풀, 제주백운풀 등이 있는데 변종이 많아 구별이 쉽지 않다. 항암 약초로 알려지면서 자연 상태에서는 찾아보기가 쉽지않고 요즘은 주로 약용으로 재배를 한다. 광서중약지(廣西中藥志)에 처음 기록된 약물이다.

성질은 차며, 맛은 쓰고 달며 독이없다 (性寒味苦甘無毒). 청열이습(淸熱利濕), 해독소옹(解毒消癰)의 효능이 있어서, 각종 염증을 치료한다. 위 대장 소장에 귀경(歸經)하며 중국에서는 위암 식도암 직장암 등의 암치료에 응용하고 있다.

백화사설초에는 헨트리아코탄, 스티그마스테롤, 우르솔릭산, 올레아놀릭산, 베타-시토스테롤, 디-글루코사이드, 피-쿠마린산 등이 들어 있다.

백화사설초 주사액으로 자궁경부암, 위암, 간암을 치료한 사례, 백화사설초제제로 악성림프종, 직장암을 치료한 사례 등이 보고되고 있다.

특히 간암 치료에 쓰이는 우르솔릭산이 함유되어 있어, 실험에서 강한 간암 세포 억제작용이 보고되었다. 면역력을 증가시켜 항체 형성을 촉진시키는 효과가 있어 위암, 간암, 직장암, 식도암, 방광암, 자궁경부암에 효과가 있다고 다양한 실험연구 들이 보고되고 있다.

간암에 걸린 싱가포르대 학장 이광전 박사가 병원에서 치료약이 없다는 판정을 받은 후 백화사설초를 복용하고 암이 치료됐다는 뉴스 기사가 나온적이 있다.

대만에서 출판한 '중의학 항암연구'에도 백화사설초는 간암을 억제할 뿐만 아니라 위암이나 식도암을 치료하는 작용도 있다고 소개했다.

주의사항은 백화사설초는 성질이 차기 때문에 몸이 약하거나 항암 부작용으로 설사를 하는 사람은 주의해야하며 임신부는 금기이다.

대산(大蒜)
마늘

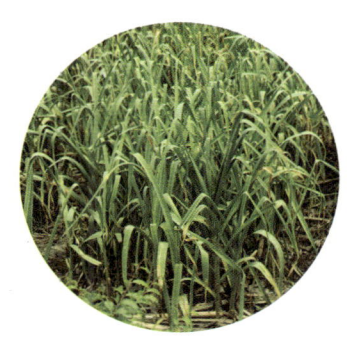

마늘(Allium sativum)은 백합과(Lilliaceae)에 속하는 다년생 초본이며, 대표적인 알리움(Allium)속 식물로, 한의학에서는 마늘을 대산(大蒜)이라한다. 중앙아시아가 원산지이며 세계 각국에서 재배한다.

마늘의 성질은 따뜻하고 맛은 맵고 독이 있다(性味溫辛有毒). 통달주규(通達走竅), 거한습(祛寒濕), 벽사악(闢邪惡), 산옹종(散癰腫), 화적취(化積聚), 난비위(暖脾胃), 행제기(行諸氣) 등의 효능을 가지고 있어 이질, 설사, 각종 전염병, 종기, 상처, 외상, 결핵 등에 사용했다.

약리작용은 생식세포와 종양세포에 작용, 항균작용, 진균억제작용, 아메바성 이질 억제작용, 심장수축력증가, 말초혈관 확장작용, 이뇨작용, 죽상동맥경화 치료 작용이 보고되었다. 알리신은 매우 강력한 살균, 항균작용을 한다. 식중독균, 헬리코박터파이로리균, 결핵균, 이질균, 임질균에 대해서 살균효과를 가지고 있다.

단군신화(檀君神話)에 마늘이 등장하고, 삼국사기(三國史記)에 입추(立秋)후 해일(亥日)에 마늘밭에서 후농제(後農祭)를 지냈다는 기록이 있는 것으로 보아 마늘은 삼국시대 이전부터 이용되었음을 알 수 있다. 또한 서양에서는 이집트 피라미드 건축 노동자들에게 마늘이 공급됐다고 한다. 마늘이라는 이름은 맛이 매우 랄(辣매울랄)하다, 맹랄(猛辣)하다 불리던 것이 마랄을 거쳐 마늘이 되었다고 조선후기 명물기략(名物紀略)에 소개되어있다.

마늘의 유효 성분은 알린(alliin)으로, 마늘 특유의 휘발성 향기성분은 마늘 조직이 파괴될 때 자체효소인 알리나제에 의하여 알리인이 분해되어 생성된 알리신(allicin)이 다시 디알릴 티오설파이드와 디알릴디설파이드, 및 저급의 설파이드류 등의 황 화합물로 분해되어 발생된다. 마늘에 들어있는 디알릴 설파이드(diallyl sulphide)는 식중독균의 하나인 캄필로박터를 죽이는데 일반 항생제보다 100배 가량 강한 살균력을 지니고 있다고 워싱턴대학 연구팀이 밝혔다.

마늘은 강한 냄새를 제외하고는 100가지 이로움이 있다고 하여 일해백리(一害百利)라고 부른다. 2002년 미국 타임지는 마늘을 세계 10대 건강식품으로 선정했다.
미국암연구소(NCI)가 1992년에 발표한 건강한 몸을 유지하는 디자이너 푸드(Designer food : 좋은 식품을 적극적으로 섭취함으로써 70세에 질병을 반으로 줄일 수 있다는 프로그램)의 피라미드 최상위에 마늘이 위치하고 있다.

마늘이 각종 요리에 들어가면 강한 향이 비린내를 없애고 음식의 맛을 좋게 하며 식욕 증진 효과가 있기 때문에 향신료로도 인기다. 마늘의 성분은 탄수화물, 단백질, 지방, 섬유질, 비타민 B1,B2,C, 글루탐산, 칼슘, 철, 인, 아연, 셀레늄, 알리신 등의 다양한 영양소를 함유한다.

캐나다 퀸즈대학교 연구팀은 마늘에 함유된 알리신이 신체 내의 유해물질인 활성산소 제거에 매우 효과적이어서 마늘이 건강에 이롭다고 밝혔다. 알리신이 생성하는 2차 물질인 설펜산(sulfenic acid)이 활성산소를 제거하는 사실을 확인했는데, 현재까지 알려진 항산화 물질 중에서 설펜산의 활성산소 제거 속도가 가장 빠른 것으로 입증됐다.

마늘 외에도 양파 부추 등에도 알리신 비슷한 물질을 함유하지만 활성산소 제거 속도는 마늘보다 현저히 떨어지는 것으로 추정하고 있다.

마늘에 들어 있는 생리활성 물질인 스코르디닌 성분은 혈액순환을 촉진시키고 신진대사를 원활하게 하여 저혈압 개선, 음경 해면체 혈액 충만 강화 등의 효과가 있다.

또한 마늘은 콜레스테롤 합성효소를 억제하고 나쁜 콜레스테롤인 LDL을 줄이고 좋은 콜레스테롤인 HDL을 증가시켜 콜레스테롤 수치를 낮추는가 하면 혈소판의 응집과 혈액응고를 억제하여 혈전을 방지해 피를 묽게 하는 작용이 있다.

수술을 앞둔 환자는 마늘 복용을 잠시 중지해야한다. 수술 후 혈액응고가 되지 않아 출혈이 지속 될수 있기 때문이다. 다만 일반 식사의 반찬에 양념정도로 들어간 것은 무관하다.

역학조사에 의하면 마늘을 많이 먹으면 위암과 대장암 발생률이 감소한다고 한다.

마늘은 발암물질의 대사를 억제하고 면역기능을 증가시켜 항산화 작용을 하기 때문인 것으로 추측된다. 알리신 외에도 다양한 유황화합물질이 들어 있는데 그중 메틸시스테인 (methylcysteine)은 간암과 대장암을 억제한다고 알려져 있으며 다양한 유황화합물질이 활성산소를 제거하여 항산화작용을 한다. 마늘에 함유된 셀레늄 역시 암을 예방하는 것으로 알려진 무기질로 항암작용을 한다.

최근 대규모 연구에서 마늘을 많이 먹은 사람들은 위, 전립선, 구강, 인후, 신장, 직장암 위험이 낮았으며, 마늘을 많이 먹을 경우 직장암 위험이 30% 이상 감소한다고 한다.

고려대 연구팀은 DADS(디알릴디설파이드), DATS(디알릴트리설파이드), DAS(디알릴설파이드) 성분이 강력한 항암작용과 면역력 증강 효과로 인체 전립선암 세포와 방광암 세포의 사멸을 유도한다고 밝히며 '전립선암과 방광암 예방 및 치료제'로서 특허를 등록했다.

마늘은 독한 식품이므로 주의해야한다. 특히 공복 상태에서 마늘을 복용하는 것은 절대 금지이다. 마늘의 강한 맛과 향 때문에 생마늘을 섭취하기 힘든 사람이 있다면 구워먹는 것을 권한다. 마늘을 구우면 매운맛이 사라져 섭취가 용이해지고, 소화흡수는 더욱 잘 되는 반면 영양적 손실은 거의 없다. 마늘을 먹은 후 입에서 나는 냄새는 우유, 녹차, 녹즙, 허브차 등을 마시면 도움이 된다. 마늘을 손질하고 손가락에서 나는 냄새는 식초 몇 방울을 사용하여 씻으면 된다.

버섯(꽃송이버섯, 상황버섯, 차가버섯, 영지버섯, 표고버섯)

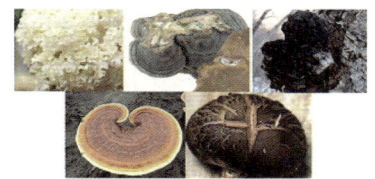

버섯은 고등균류로써 담자균강, 자낭균강에 속하는 종으로 동양에서는 기원전부터 식용, 약용 등의 목적으로 사용하여 왔다. 버섯은 단백질, 지질 함량이 낮은 반면 다당류, 비타민, 무기질을 다량 함유하고 있으며, 최근 항암활성, 면역증강, 항산화작용 등의 약리효과가 밝혀져 건강기능식품의 소재로 많이 이용되고 있다.

버섯은 전 세계적으로 2천여 종이 존재하며, 국내에는 1500여종 버섯이 자생하고 있으며, 그중 300여종이 식용 약용 버섯으로 활용이 가능하고, 20여종은 인공재배되어 사용되고 있다. 버섯은 열량이 낮으며 비타민과 미네랄이 풍부하며 수분을 많이 함유하고 있다.

느타리 표고 송이 능이 팽이버섯 등은 대표적인 식용버섯이고 상황 차가 영지버섯 등은 대표적인 약용버섯이다. 조선의 영조대왕, 로마의 네로황제, 중국의 진시황, 프랑스의 나폴레옹의 공통점은 바로 버섯을 즐겨 먹었다는 것이다.

한의학 고전인 신농본초경에는 버섯을 지(芝), 이(耳), 균(菌)이라 했고 영지(靈芝), 상이(桑耳), 상균(桑菌) 등도 기록되어 있다. 동의보감에도 송이(松耳), 목이(木耳), 상이(桑耳), 괴이(槐耳), 마고(麻菰), 석이(石耳) 등 다양한 버섯이 기록되어 있다.

부산대 식품영양학과는 국내 유통되는 버섯의 항산화효과와 In vitro(생체외) 항암효과에 대한 연구 논문을 발표하였다. 식용버섯(표고버섯과 아가리쿠스버섯)과 약용버섯(영지버섯, 동충하초, 차가버섯, 상황버섯) 추출물의 항산화효과와 항암효과를 비교하였다. 차가버섯만 러시아산이고 나머지 모든 버섯은 국내산이었다. 암유발의 원인이 되는 강력한 유해산소인 수산화라디칼 hydroxy radical(OH·) 소거능력은 표고버섯> 아가리쿠스버섯>동충하초> 영지버섯 > 차가버섯>상황버섯 순이었으며, 약용버섯 중 차가버섯과 상황버섯의 항산화효과는 78%와 90%로 상황버섯이 가장 우수하였다.

위암세포, 대장암세포, 간암세포에 대한 억제효과는 상황버섯과 차가버섯 추출물 75~91%, 영지버섯과 동충하초 추출물은 28~79%, 아가리쿠스버섯과 표고버섯 추출물은 5~40%로 나타났다.

암세포 자멸사 Apoptosis유도에 관련된 Bcl-2 및 Bax 유전자 발현과 염증에 관련된 iNOS 및 COX-2 유전자 발현은 표고버섯> 아가리쿠스버섯> 동충하초 > 영지버섯 > 차가버섯 > 상황버섯 순으로 자멸사 apoptosis를 유도하는 작용과 세포의 발암(염증) 유도과정을 억제하는 효과가 높게 나타났다.

폴리페놀과 플라보노이드 함량은 상황버섯 > 차가버섯 > 영지버섯 >

동충하초 > 아가리쿠스버섯 > 표고버섯 추출물 순이었다. 식용버섯보다 약용버섯의 폴리페놀과 플라보노이드 화합물의 함유량이 많았고, 함량이 많을수록 항산화효과와 암세포의 성장 억제효과가 높아졌다.

베타글루칸(β-glucan)은 버섯이 항암 효과를 나타내는 대표적인 성분이다. 영지, 운지, 상황, 아가리쿠스, 차가버섯 등에 함유된 베타글루칸은 암 예방 효과가 있다. 베타글루칸은 고분자 다당체로 효모, 곰팡이, 버섯 등에 풍부하게 존재한다. 베타글루칸은 면역증강물질 중에서도 안전하고 효과가 좋다고 평가된다.

일본에서는 버섯에서 추출한 베타글루칸을 항암제로 사용해 오고 있다. 베타글루칸이 암 세포를 직접 살해하지는 못하지만 암 환자의 면역력을 높여 암 세포의 증식을 억제한다. NK세포 T세포 등 면역 세포의 숫자와 활성도를 올려주는 일종의 면역요법이다.

일본 동경대 발표에 의하면 베타글루칸 중에서 베타1-3글루칸이 항암 작용을 한다. 베탄1-3D글루칸이 장점막에 존재하는 덱틴-1 단백질을 늘려 면역력을 높인다고 한다. 일본식품분석센터에 따르면 베타1-3글루칸 함량은 꽃송이버섯이 100g당 43.6g으로 가장 많으며, 잎새버섯(15~20g), 송이버섯(18.1g), 영지버섯(8~15g), 느타리버섯(7~12g), 아가리쿠스(11.6g) 순이었다. 일본에서는 꽃송이버섯 추출물이 판매되고 있다.

일본 요시다병원에서 말기암, 전이암 환자 238명을 대상으로 꽃송이버섯 추출물을 복용시킨 결과 43%의 유효율을 나타냈다고 한다.

베타글루칸은 고분자 화합물이기 때문에 끓여서는 유효 성분이 충분히 용출되지 않으며, 버섯을 말린 후에 가루를 내면 쉽게 용출된다. 또한 버섯

가루를 발효시키면 흡수율이 올라 간다.

꽃송이버섯(Sparassis crispa)은 콜리플라워버섯(Cauliflower mushroom)이라고 불리며 인공재배를 통해 대량생산되고 있다. 꽃송이버섯에는 베타글루칸이 건조버섯 100g당 43.6g을 함유하고 있는데, 베타글루칸 성분이 풍부해 항암버섯의 대표주자로 불리던 상황버섯의 5~10배에 달한다. 자연산 꽃송이버섯은 습도가 충분하고 비옥한 토양에서 자라는 낙엽송, 잣나무, 소나무, 전나무 등 다양한 침엽수림에서 발견된다. 야생 꽃송이버섯은 야생 산삼만큼 채취하기가 힘들다고한다. 꽃송이버섯은 씹는 맛이 좋고 송이버섯과 같은 향이난다. 독성이 없어 안심하고 먹을 수 있다.

베타글루칸은 1.3, 1.4, 1.6 등으로 나뉘는데 이 가운데 항암 효과가 가장 뛰어난 것이 베타 1.3글루칸이다. 꽃송이버섯이 항암효과가 뛰어나다고 알려진 것은 다른 버섯보다 훨씬 많은 베타1.3글루칸이 들어 있기 때문이다. 꽃송이버섯 100g에 함유된 베타 1.3글루칸은 43.6g으로 아가리쿠스(11.6g), 잎새버섯(15~20g), 영지버섯(8~15g) 등에 비해 2~5배 많다. 한의학연구원팀이 꽃송이버섯의 항암효능에 대해 동물실험한 결과 종양 저지율이 75%로 나타났다고 발표했다.

전라남도 산림자원연구소의 발표에 의하면 제브라피쉬(Zebra fish)를 이용해 항암효과를 시행한 결과 안전성이 확인됐으며 동물세포 실험을 통해 우리나라 3대 암인 위암, 간암, 폐암에 대해 항암효과를 확인했다고 한다. 폐암의 경우 5배, 간암의 경우 2배 정도 기존 항암제인 파클리탁셀(pacilitaxel) 보다 암세포 살해능력이 우수했으며 위암에서는 파크리탁셀과 비슷한 수준의 항암효과를 보였다고한다. 꽃송이버섯에는 베타글루칸 이외에도 비타민, 무기물질, 아미노산 등이 다른 버섯에 비해 풍부하여 식용버섯으로도 환영받고 있다.

차가버섯(Chaga Mushroom. Inonotus obliuus.)은 북위 45도 이상의 자작나무에 기생하는 버섯이다. 자작나무의 수액, 목질 등을 영양분 삼아 성장하며, 이 과정에서 숙주인 자작나무는 영양분을 공급받지 못해 수명이 다하는데, 이 때문에 러시아에서는 차가버섯을 자작나무의 암(癌)으로 표현한다. 자작나무에 착생하여 수액을 먹고 자라는데, 15~20년 동안 성장한다. 오리나무, 버드나무, 단풍나무 등에서도 발견되지만 효능이 없다고 한다. 러시아에서는 오래전부터 불치병을 치료하는 민간약으로 알려져 있다. 1950년대 소련에서 본격적으로 연구되기 시작하여, 현재 러시아에서는 공식적인 암치료제로 인정받고 있다. 1970년 노벨문학상을 수상한 솔제니친이 1968년에 저술한 소설 <암병동>에 의하여 널리 알려졌다. 호서대 연구팀의 발표를 보면 차가버섯 추출분말을 발효하였을 때, 항산화 물질 등의 생리활성 물질이 증가한다고한다. 항산화 작용을하는 페놀계 함량이 22% 높아졌으며, 항산화능력의 가늠자인 라디컬 소거능력도 33% 증진되었다. 2003년 일본식품연구소 분석에 따르면 차가버섯의 항산화 능력은 아가리쿠스의 4배, 상황버섯의 3배에 달한다고 한다.

상황(桑黃)버섯의 정식 이름은 목질진흙버섯(Phellinus linteus)으로 중국, 캄보디아, 한국, 일본 등에서 자생 또는 재배하고 있다. 상황버섯은 뽕나무에서 자라는 노란 버섯이라는 뜻에서 붙여진 이름이지만 뽕나무에서만 자라는 것이 아니라 참나무 등에서도 잘 자란다. 상황버섯의 종류는 무려 250여종에 달한다. 상황버섯은 동의보감, 신농본초경, 본초강목 등의 한의학 문헌에도 기록되어있는데, 동의보감에는 상목이(桑木耳)라 하여 "성미(性味)는 평미감(平微甘)하고 미독(微毒)하며 장풍 사혈 붕루 하적백(腸風 瀉血 崩漏 下赤白)등을 치료한다"고 기록되어 있다.

상황버섯은 특히 소화기 암(위암, 식도암, 대장암, 간암)에 좋다. 최근 불법 수입된 일부 발말굽 상황버섯, 말굽상황버섯에서 인체 유해 성분이 검출되었다고 한다. 고가의 상황버섯을 무턱대고 외국의 관광지에서 구입해 오는 것은 주의해야한다.

미국 보스턴대 연구팀은 독소루비신(Doxorubicin)이라는 항암제에 상황버섯 추출물을 첨가할 경우 암세포 파괴 능력이 향상된다고 발표했다.

경남생약연구소 연구 결과 상황버섯과 시호(柴胡)를 1대1로 혼합해 복용하면 상황버섯만 복용했을때 보다 항암효과가 13% 상승됐다고 밝혔다. 연구팀은 암세포를 배양해 주입시킨 실험용 쥐에 상황버섯 추출물을 주사한 결과 30%의 생명연장효과를, 시호를 섞은 상황버섯을 주사한 결과 43%의 생명연장 효과를 나타냈다고 한다. 상황버섯은 고압에서 잘못 추출해 놓으면 쓰고 불쾌한 느낌이 드는 경우가 있는데, 발효를 거치면 유효성분 추출이 증가되고 맛과 향이 살아나서 먹기에 매우 편해진다.

영지버섯 (Ganoderma lucidum)은 민주름버섯목 불로초과에 속하는 버섯으로 효능이 뛰어나 만년버섯, 불로초, 장수버섯 등으로 불렸다. 한의서인 본초강목에는 허로(虛勞)를 치료한다고 하였고, 동의보감에는 5가지 맛이 나며 오장을 튼튼하게 하여 장수한다고 하였다.

북한 서적에 의하면 간 해독 기능을 높이며 간세포의 재생을 촉진한다.

항암제로 인한 백혈구감소증 환자에게 배양균사의 알콜 추출액을 2-3주간 복용시켜서 백혈구상승 효과가 있었으며 불로초라고도 한다. 본초강목에는 인삼과 함께 좋은 약재로 기록되어 있다. 또한 동의보감에는 오래 살게 하고 얼굴빛을 좋게 하는 버섯으로 소개가 돼 있다. 기타 고혈압, 심장병, 동맥경화에 효과가 있고 면역력을 높여 기침과 천식 등 호흡기 질환에도 효과가 있다.

표고버섯 (Lentinus edodes)은 요리할 때 가장 많이 쓰이는 버섯으로 비타민 D가 풍부하다. 생표고버섯 100g(마른표고 50g)을 1주일간 꾸준히 먹으면 혈중 콜레스테롤 수치가 10% 줄어든다고 한다. 렌티난은 면역력을 높여 암 예방을 도우며, 항바이러스 효과를 나타낸다고 한다. 에리타네닌이란 성분은 콜레스테롤 저하 효과가 있다. 표고버섯은 면역력을 높여 주어 빠른 감기 회복에도 좋다. 표고버섯은 만성 간염 치료에 효과적이며, 음주로 인한 간질환을 예방하는 효과도 있다. 표고버섯을 꾸준히 섭취하면 간염의 간암 진행을 30%정도 막을 수 있다고 주장하기도 한다. 표고버섯은 주로 말린 것을 이용하는데, 말리는 과정에서 비타민D가 풍부해지기 때문이다.

아가리쿠스버섯 (Agaricus blasei Murill)은 미국과 브라질의 산간지대가 원산지인 버섯으로, 신령버섯, 흰들버섯이라고도 한다. 1990년대 이후 한국, 일본 등에서 재배에 성공하여 널리 알려졌다. 겉모습이 양송이와 비슷하지만 자루가 양송이에 비해 두껍고 긴 것이 다르다. 아가리쿠스버섯은 오징어나 멸치와 같은 구수한 향이 나고, 씹으면 단맛이 난다. 생버섯

상태로는 보관이 쉽지 않아 건조해서 약용으로 쓴다. 레이건 전 미국 대통령이 이 버섯을 대장암 치료에 사용해 화제가 되기도 했다.

이렇게 몸에 좋은 버섯도 주의해야할 점이 있다. 바로 독버섯이다. 자연산 약용버섯을 채취하여 아무런 전문 지식 없이 버섯을 복용하는 경우가 있다. -여름과 가을철에 우리 주변 어디에서나 쉽게 볼 수 있는 버섯은, 우리나라의 경우 1500여 종의 버섯이 알려져 있는데 그중 10%는 독버섯이다. 특히 식용 여부를 구별할 수 없는 버섯이 1,000여종에 이른다고 하니, 야생 버섯은 손을 안대는 것이 좋다.

식품의약품안전처 자료를 보면 독버섯은 다음과 같은 특징을 가지고 있다. 빛깔이 화려하고 진하거나 원색인 것, 냄새가 고약한 것, 끈적끈적한 점액, 즙액이 있는 것, 세로로 찢어지지 않는 것, 대에 띠가 없는 것, 벌레가 먹지 않은 것 등이다.

국립산림과학원에 따르면 자연산 꽃송이버섯, 싸리버섯, 송이버섯, 향버섯(능이버섯) 등의 식용버섯은 주로 8~9월 발생하는데, 독우산광대버섯, 흰알광대버섯, 알광대버섯, 개나리광대버섯, 큰주머니광대버섯, 양파광대버섯, 붉은사슴뿔버섯 같은 맹독성 버섯들도 비슷한 시기에 나타나기 때문에 채취 시에 각별한 주의가 필요하다고 한다.

특히 위장관 독소를 지닌 삿갓외대버섯은 색이 화려하지 않으면서 세로로 찢어져 겉으로 봐선 식용 느타리버섯과 다르지 않다. 색깔이 화려하지 않으면서 맹독성인 광대버섯류도 있어 독버섯을 구별하기란 쉽잖다.

대다수의 독버섯은 아마톡신류(Amatoxins)라는 독성을 함유하고 있어, 야생버섯을 먹으면 30분쯤 지나 어지러움, 오심, 구토, 복통, 설사 등이 나타나며, 오한, 발열, 호흡곤란 등이 발생하기도한다. 심한 경우 간과 신장의 세포가 파괴돼 급성 간부전이나 급성 신부전 등으로 1주일안에 사망에 이를 수도 있다. 특히, 이러한 독성 물질들은 조리 시에도 파괴되지 않고 그대로 남아있기 때문에 매우 위험하다. 맹독성 독버섯 복용 후 사망에 이를 수 있기 때문에, 경험이 풍부한 전문가가 아니면 독버섯 구분이 불가능하므로 자연산 야생 버섯 등을 함부로 채취하거나 섭취하지 말아야한다. 특히 암 환자의 경우 항암치료 등으로 간기능이나 신장기능에 무리가 와있는 경우가 많으므로 야생 버섯 채취나 섭취는 절대 금해야 한다.

하돈(河豚)
복어

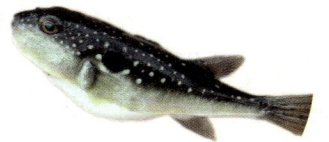

동의보감에서 하돈(복어)는 성질이 따뜻하고 맛은 달며 독이 있다고 한다.(性溫 味甘 有毒). 몸이 허약한 것을 보해주고, 습을 없애주며, 허리와 다리의 병을 다스리고, 치질을 치료하며, 벌레를 죽인다고 했다. 독이 많으므로, 맛은 좋으나 제대로 손질하지 않고 먹으면 죽을 수 있으므로 조심해야한다고 기록한다. 살에는 독이 없으나, 간과 알에는 독이 많으므로, 간, 알, 등뼈 속의 검은 피 등을 제거한 다음, 깨끗하게 씻어서 피를 제거해야 한다고 했다. 미나리와 같이 끓이면 독이 줄어든다고 했다.

맹독성에도 불구하고 전세계 미식가들이 즐겨 먹는다는 복어는 주로 열대 및 온대의 따뜻한 해역에 분포하는데, 전세계적으로 300여종, 동북아시아에 40여종, 국내에는 20여종이 서식한다고 보고되고 있다. 국내에서는 황복(Fugu obscurus), 자주복(Fugu rubripes, 참복=검은자주복), 까치

복(Fugu xanthopterus), 졸복(Fugu pardalis), 밀복 (LagocephaLus)(검복=검은밀복, 은복=흰밀복), 복섬(Fugu niphobles) 등을 식용하는데, 가장 인기가 있는 자주복(참복)과 황복은 국내에서 양식이 되고 있고, 중국과 일본에서 양식산이 수입되기도한다.

나머지 복어류는 양식이 드물다. 시중에서는 복어 중에서 크기가 가장 작다는 복섬이 졸복으로 불리며 유통되고 있다.

일본에서도 자격증을 가진 사람만이 요리할 수 있으나 매년 복어 중독으로 사망하는 사람이 50여명에 이른다. 복어의 독성은 주로 간과 난소에 농축되어 있지만 피부와 내장에서도 발견될 수 있다. 생식력과 독성 사이에는 밀접한 관련이 있어서, 특히 봄철 산란기에는 암컷이 수컷보다 독성이 더 강한데 이는 난소에 고농도의 독소가 있기 때문이다.

테트로도톡신(Tetrodotoxin)은 매우 독성이 강한 물질로 가열이나 냉동에 의해 파괴되지 않는 비단백성 신경독소이다. 테트로도톡신은 중추신경계에서 나트륨 통로의 확산 차단을 통한 활동전위의 차단으로 독성을 나타낸다. 말초신경계에도 영향을 미치며 뇌의 연수에서 화학수용체 유발영역을 자극하고 호흡중추와 혈관운동중추를 떨어뜨린다.

복어 중독은 특징적으로 복어 섭취 후 10~45분 이내에 증상이 발생하며, 초기에는 입 주위 감각이상, 두통, 현훈, 발한, 타액과다분비 등이 나타나고, 심해지면 감각 이상이 사지와 체간으로 진행하며, 심한 경우 저혈압, 부정맥, 동공반사 소실 등의 증상이 4시간~24시간 내에 발생한다. 사망은 호흡마비나 심혈관 허탈에 의해 발생하며 사망률은 30%~60%다. 초기에 사망하지 않으면 적절한 보존적 치료로 후유증 없이 수일에 걸쳐 점진적으로 완전하게 회복될 수 있다.

시중에서 말하기를 복어독은 청산가리 10배의 독성, 해독 물질이 존재하지 않음, 복어 1마리로 성인 30명을 죽일 수 있다고 한다. 이처럼 강력한 독성을 지닌 복어를 전문자격증을 갖춘 요리사의 조리과정 없이 암 환자들이 주변 지인의 소개로 복어를 구입해 복용하는 경우를 종종본다. 실제로 민간에서 독성이 강한 참복, 황복, 개구리복, 졸복 등을 산란기 때 잡았다고 하면서 고가에 판매하는 분들의 글을 인터넷상에서 볼 수 있다. 실제 수년전 암 환자를 대상으로 과대광고를 하며 복을 판매하던 업자가 구속됐다는 신문기사를 본적이 있다. 양식 복어는 독이 없는 편이지만, 자연산 복어와 함께 양식을 하면 양식 복어에도 독이생긴다고 하니 복어 독은 일단 조심하고 볼일이다. 또한 가시복, 밀복 등은 독성이 없다고 하나 구별이 어려운 일반인들은 일단 복어는 맹독성 물고기라고 알고 있는 것이 좋겠다.

대개 복어 독은 난소, 간, 피부, 내장 등 에 많지만, 우리가 복집에서 주로 먹는 살에는 적은 편이다. 복어에는 각종 아미노산, 무기질, 비타민과 함께 다량의 단백질이 함유돼있다. 자격증을 갖춘 조리사의 요리를 거친 탕이나 지리를 먹는 것이 피로회복, 간해독, 혈액순환, 체력회복 등 암 환자에게 적당한 복 복용 방법이 될 것 같다. 특히 겨울철은 복어 살이 가장 부드럽고 담백한 시기이며 비린내가 없으니 가장 복어를 즐기기에 적당한 때이다.

영양학적 측면에서 복어는 고단백 저칼로리, 각종 무기질과 비타민이 풍부하여 성인병 예방이나 비만에 좋은 음식이며, 과학적으로도 혈중 알코올 분해촉진, 간기능개선, 테트로도톡신을 이용한 각종 의약품 및 항암제 개발 등 여러 분야에서 가치가 인정받고 있다.

혹여 주변의 도움으로 독을 제거하지 않는 복어를 구했다면, 복 요리 전문가의 도움을 받아 복어를 충분히 말린 다음 분말 형태로 복용할 것을 권하고 싶고, 담당 의사 또는 한의사의 상담과 독성 반응을 체크해가면서 소량씩 복용하면서 점차 복용량 늘리기를 권해 보고 싶다. 참고로 의사이면서 위암 투병을 했던 안모씨는 졸복 15kg을 100°C 이상에서 24시간 삶아 아침 저녁으로 5cc씩 복용하며, 먹다가 입 주변이 씰룩해지거나 얼얼해지는 등의 독성 반응이 나타나면 이틀을 쉬고 다시 복용했다고 한다. 자신의 체질에 맞아야 하며, 의사의 지도하에 복용해야한다고 조언했다.

복어는 신비의 암치료제라는 다소 과장된 신문기사나 방송프로그램을 보고 무작정 복용하는 것은 생명과 맞바꾸는 매우 위험한 일임을 다시 한 번 명심하자.

비파엽(枇杷葉)

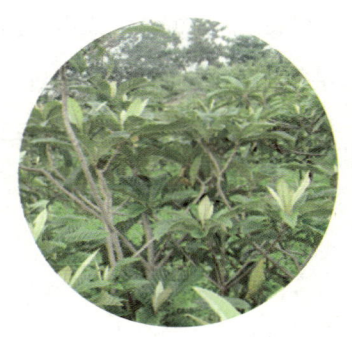

장미과(Resaceae) 비파나무(Eriobotrya japonica Lindley)는 잎을 건조한 것으로, 연중 수시 채취하여 말린 약재이다. 비파나무는 상록교목으로, 제주도, 경남, 전남 등 온화한 기후 조건에서 주로 자생하고 있다. 비파잎이나 열매가 비파라는 현악기를 닮아서 비파라는 이름이 붙여졌다고 전해진다. 예전부터 비파나무가 있는 집에는 환자가 없다고 하여 무환자나무라고도 한다.

비파엽의 성질은 약간차며 맛은 쓰고 무독하다(性味微寒苦 無毒). 귀경은 폐, 위이다. 화담지해(化痰止咳), 화위강역(和胃降逆)의 효능을 지니고 있다. 위한구토(胃寒嘔吐) 풍한해수(風寒咳嗽)에는 주의해야 한다.

민간요법에서는 청폐, 진해, 거담, 건위, 이뇨 등의 효능이 있어, 기침, 구역질, 딸꾹질, 부종 등에 사용한다. 특히 비파잎에 있는 우르솔산(ursolic acid)은 항암효과가 있는 것으로 나타났다. 한의서인 의방유취에도 반위

(위암)을 치료했다는 기록이 있다.

　필자의 병원에서는 비파엽을 다양하게 암 치료에 응용하고 있다. 비파엽을 포함한 왕뜸을 암 환자의 복부에 시술하기도하며, 비파차로 만들어 암 환자들에게 제공하기도 한다. 비파잎에는 세스퀴테르펜 배당체로서 페룰린산, 네롤리돌 배당체 등이 함유되어 있으며, 트리테르펜 계열의 화합물로서 우르솔산, 올레아놀산, 마스리닌산, 토르멘틱산, 히탑디에닉산 등이 함유되어 있고 페르페노이드와 플라보노이드 등의 화합물을 다량 함유하고 있어, 항당뇨, 항산화, 항염증, 항돌연변이 및 항암활성 등이 보고되고 있으며, 비파씨는 폴리페놀 화합물군과 아디그달린 등이 함유되어 있어 산화적 스트레스를 감소시키는 항산화 효과도 보고되고 있다. 켐페롤 배당체, 아미그달린을 가지고 있으며 항산화 작용을 가지고 있는 클로로겐산 등이 함유되어 있다고 알려져 있다. 이 밖에도 비파에 다량 함유되어 있는 유용한 화합물들이 연구 보고되었는데 항산화 효과, 항당뇨효과, 항염증 및 항암 효과, 항바이러스 효과에 대한 연구가 보고되고 있다. 비파에 함유된 수용성의 함황 아미노산들도 항암 또는 간 손상 방지 등에 효과가 있는 것으로 보고된바 있다.

사향(麝香)

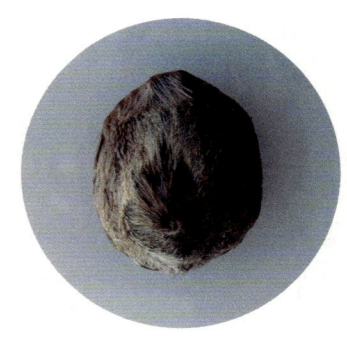

사향은 사슴과(Cervidae) 동물인 사향노루 (Moschus moschiferus)의 성숙한 수컷의 배꼽과 생식기 사이에 있는 향낭의 분비물을 건조한 것이다. 향기(香)가 멀리까지 날아간다(麝)고 해서 사향이라는 이름이 붙여졌다. 사향은 2천년 전부터 한약으로 사용되었다.

본초경소(本草經疏)에서 사향(麝香) 기향방열(其香芳烈), 위통관리규지상약(爲通關利竅之上藥)이라 기록한다. 중의학에서는 개규성뇌(開竅醒腦), 거어료상(祛瘀療傷), 소옹배농(消癰排膿), 최산하태(催産下胎,) 선비통양(宣痺通陽) 작용이 있다고 한다.

사향은 성질은 따뜻하고 맛은 매우며 무독하다 (性味溫辛無毒). 심, 비, 간으로 귀경(歸經)하고 개규성신(開竅醒神), 활혈통경(活血通經,) 소종지통(消腫止痛) 등의 효능이 있어 전간, 경폐, 고열신혼, 난산, 담궐, 종독, 중풍, 질타손상, 징가, 창옹, 포의불하 (驚癎 經閉 高熱神昏 難産 痰厥 腫毒 中風 跌打損傷 癥瘕 瘡癰 胞衣不下) 등에 효과가 있다. 자궁흥분작용이 있으므로 임신부는 절대 금기이며 고혈압의 경우에도 주의한다. 주요 성분은 무스콘, 노르무스콘, 무스코피리딘 등이다.

중국의 윈난성(雲南省), 쓰촨성(四川省), 티베트자치구 등의 높은 산지에서 사는 사향노루의 사향선(腺)을 건조시켜 얻는 분비물인데, 사향선은 사향노루 수컷의 배와 배꼽의 뒤쪽 피하에 있는 향낭(香囊) 속에 있으며, 생식기에 딸려 있다.

향낭은 크기가 달걀만하고 무게가 약 30g인 피낭(皮囊)이며, 잘라서 건조시키면 분비물이 약간 축축한 자갈색의 분말 모양으로 굳어지는데, 때로는 알갱이처럼 된 것[當門子]도 섞여 있다. 강렬한 암모니아성 향기가 나는데, 이것을 묽게 하면 향기로운 냄새가 난다. 사향의 성분은 무색의 기름 같은 액체는 무스콘(muscone)이며, 알코올에 녹여서 추출한다.

사향은 옛날부터 생약으로서 강심제 흥분제 진경제(鎭痙劑)로, 또 기절하였을 때 정신이 들게 하는 약으로 내복되었다. 그러나 값이 비싸기 때문에 위조품이 많은데, 비슷한 향기를 내는 인조사향의 성분은 전혀 별개의 것이다. 한편, 사향고양이의 사향선은 암컷 수컷 모두 사타구니의 향낭 속에 있으며, 분비액은 시벳(civet)이라 하여 구별하고 있다.

사향추출물 (ME)은 간암세포주 HepG2세포, 폐암세포주 A549세포, 자궁암세포주 HeLa세포, 골육종세포주 KHOS-NP세포에 대해 암세포 증식 억제작용이 있었으며, 항암제 mitomycinC와 병용시 mitomycin C 단독

처리시 보다 더욱 암세포 증식을 억제하였다. 또한 생쥐 비장세포 및 사람 임파구의 증식을 고농도에서 촉진하였다.

한마리의 수컷 사향노루에서 매년 10그램 정도의 사향이 생산되며, 사향노루 나이 3세~13세까지 기간에 사향 생산이 가장 활발하다고 한다. 수컷 사향노루가 향유지(香油脂)를 분비하는 것은 암컷을 유인하기 위한 화학적 분비물이라고 한다. 매년 가을이 지나면 암컷은 발정을 한다. 이때 수컷은 대량으로 향유지를 분비한다.

한때 국내 유통되는 사향의 95%가 가짜이거나 밀수된 제품이라는 말을 들은적이 있다. 지금 한방병원과 한의원에서 사용되는 한약재는 대한한의사협회에서 한약재 이력추적관리제도를 도입해 이력추적번호로 생산 유통 과정을 알 수 있도록하고 있다. 사향은 야생동식물보호 협약인 CITES 협약 대상이다. 멸종에 처한 야생 동식물을 보호하기 위해 허가 받지 않는 보호동식물은 반출 반입이 금지되어있다. 따라서 시중에 유통되는 대부분의 사향은 불법으로 수입된 상태이며, 진품이 아닐 가능성이 높다. 한방병의원에서 사용하는 사향은 식약청의 허가 일련번호가 각 제품마다 인증지가 봉인된 상태로 유통된다.

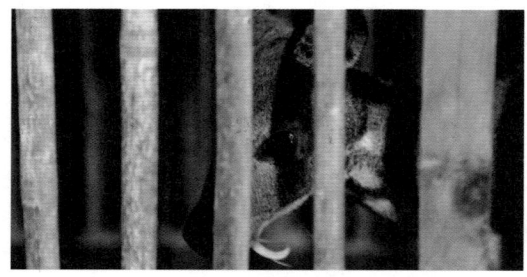

산삼(山蔘)

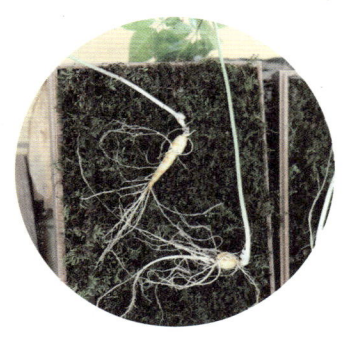

산삼(山蔘)은 오갈피나무과(Araliaceae)에 속한 다년생 초목인 인삼(Panax ginseng)이 야생 상태에서 자연 발아하여 성장한 삼(蔘)을 일컫는다. 본초학(本草學)적으로 인삼을 보기제(補氣劑)중의 대표약으로 분류하며 성질은 약간 따뜻하고 맛은 달고 약간 쓰며 무독하다. 대보원기(大補元氣), 고탈생진(固脫生津), 안신(安神)의 효능이 있다.

산삼은 효능이 우수한 명약으로 알려져 있으나 야생 산삼은 생산량이 제한되어 있고 경제적 부담의 한계가 있어 암 환자 치료용으로 쓰기에는 어려움이 많았다. 최근에 산삼의 씨앗이나 어린삼을 산에 뿌려 야생 재배한 산양산삼을 생산하여 치료에 응용하고 있다.

필자의 병원에서는 입원중인 암 환자들에게 주 2~3회의 산삼약침을 시술하고 있다. 여러 가지 암 치료법들과 상승 작용을 하여 암 치료에 좋은 반응을 보이고 있다. 산삼 약침은 산삼의 특이 유전자 진단 기법으로 엄선된 산삼을 초미분화 공법으로 증류 추출한 약침으로 혈맥주입을 주된 시술 방법으로 하는 약침이다. 국내에서 시술중인 대부분의 약침이 한의사의 변증에 의해서 선택된 경혈과 압통점 등에 시술하는 경우에 비하여 산삼 약침은 국내 최초의 혈맥주입용 약침이다.

산삼 약침은 동물 실험에서 경혈에 주입하여 간전이의 축소, 정맥 또는 복막에 주입하여 종양 증식 억제 및 생존기간 증가 효과 등이 입증되었다. 전이성 간세포암 환자에게 5개월간 산삼약침 치료를 한 결과 암의 퇴축을 보인 결과도 발표되었다. 항암제 독소루비신 투여로 인한 체중감소가 유의하게 억제된다는 실험 결과도 나와 있다. 인체에 대한 안전성 연구에서도 안전하다고 밝혀졌다. 임상 보고에서 산삼으로 만든 약침에서 정상인에게 시술한 결과 아무런 부작용이 없으며, 생체 단백질중 면역, 항산화, 염증억제 등에 관여하는 단백질을 증가하는 효과가 있다.

산삼 약침을 분석해보면 분자량 86에서 213에 이르는 다양한 저분자 물질들로 구성되어 있으며 이러한 물질들은 세스퀴테르펜계 화합물과 퀘르세틴, 헤스페리딘, 안토시아니딘 등이다. 인삼의 방향성 물질이 항암, 암세포 전이억제 등의 효과가 있는 것으로 볼 때, 산삼 약침은 산삼이 가진 방향성 물질의 효과를 극대화시킨 치료법으로 추정된다.

산삼 약침중의 향기는 한의학의 기미(氣味) 이론중 기(氣)의 작용에 해당되며, 산삼 약침을 시술했을 때 생체 단백질에서 항산화, 염증억제 등에 관여하는 단백질이 증가하는 효과를 과학적인 측면에서 방향성 물질의 작용으로 보면 되겠다.

상기생(桑寄生)
겨우살이(Mistletoe)

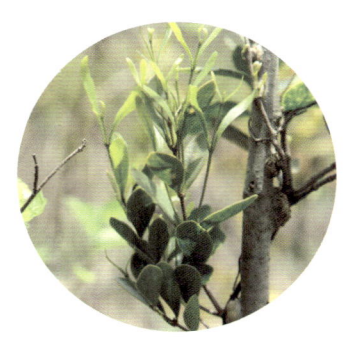

상기생과(겨우살이과)에 속한 반기생식물인 겨우살이(Viscum album)를 건조한 것으로 겨울과 봄 사이에 채취한다. 성질은 평하며 맛은 쓰고 무독하다. 간, 신에 귀경하고 거풍습(祛風濕,) 보간신(補肝腎), 강근골(强筋骨)의 효능을 지닌다.

겨우살이는 느릅나무, 자작나무, 버드나무, 단풍나무 등에 기생하는 곡기생(槲寄生), 뽕나무, 참죽나무, 너도밤나무 등에 기생하는 상기생(桑寄生) 등이 있다. 국내에서는 겨우살이, 붉은겨우살이, 뽕나무겨우살이, 참나무겨우살이, 꼬리겨우살이, 동백나무겨우살이 등 6종이 서식한다. 유럽에서는 참나무에 기생하는 겨우살이를 좋은 것으로 여긴다.

겨우살이에는 렉틴(lectin), 비스코톡신(viscotoxin), 플라보노이드, 트리테르펜, 다당류, 알칼로이드 등의 성분이 들어 있다. 이 가운데서도 렉틴은 T림프구의 증식에 중요한 역할을 하고, 비스코톡신은 암 세포를 분해하고 면역체계를 촉진하며 T림프구와 백혈구의 활동을 촉진한다. 펩티드는 항종양효과와 면역력 조절작용을 하고, 다당류는 NK세포를 활성화하고 렉틴의 면역활성작용을 상승시켜주며, 알칼로이드는 다양한 암세포에 독성 효과를 나타낸다.

독일에서는 1년에 수백톤의 겨우살이 추출물을 항암제, 고혈압약, 관절염약 등으로 쓰고 있다. 1920년대에 독일의 루돌프 슈타이너가 암치료제로 사용하기 시작했다. 겨우살이 추출물은 돌연변이 억제효과, 암세포 성장 억제효과 등이 보고 되고 있다.

필자의 병원에서도 압노바라는 미슬토(겨우살이) 추출물 주사를 주 3회 입원중인 암 환자들에게 사용하고 있다. 미슬토에 있는 렉틴과 비스토톡신 성분이 사이토카인과 같이 작용해 항암작용을 일으키게 된다. 렉틴은 암 세포의 증식을 억제하며, 비스코톡신은 암세포를 파괴하는 기능이 있다. 암 종류별로 다양한 제품이 나와 있어 거의 모든 암 치료를 커버하고 있다. 간염과 간경화 치료효과도 있다고 발표되었으며, 간기능 개선에도 도움이 되는 주사제이다. 겨우살이는 안전한 약이기는 하지만 과량 투여 시 저혈압, 호흡기 경련이 발생할 수 있으므로 주의해야 한다.

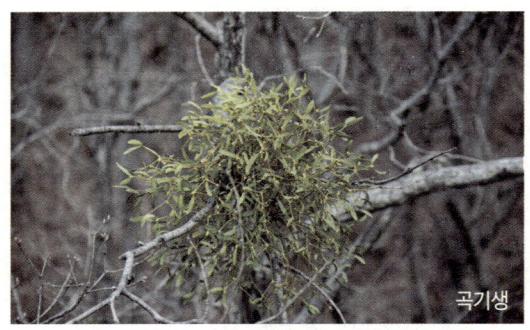
곡기생

와송(瓦松)
바위솔

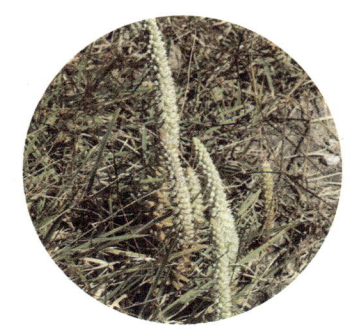

와송(Orostachys japonicus)은 돌나무과의 다년생 초본식물이며, 오래된 기와지붕이나 산위의 바위에서 자란다. 최근 건강 열풍이 불면서 국내에서도 농장에서 대량 재배를 하고 있다. 자연산 와송은 한국, 중국, 일본 등에 분포하며, 성분은 지방산 에스터, 플라보노이드, 트리테르페노이드, 스테롤, 방향족산 등의 다양한 생리활성 물질들을 포함하고 있다.

여러 보고에서 면역강화, 항산화, 항균, 항고지혈증, 항당뇨 효과 등의 다양한 약리적 효과가 보고되고 있다. 최근 연구에서는 와송 추출물이 인간 급성전골수성백혈병세포주인 HL60 세포에서 p53 단백질 발현을 통해 세포자살(apoptosis)를 유도하며, HT-29 대장암 세포에서 세포주기 억제를 통해 세포 사멸을 유도한다고 보고되었으며, 위암, 간암, 자궁경부암, 폐암 세포 등 다양한 암세포에서도 항암 작용들이 보고되었다.

민간에서는 해열, 해독, 지혈, 이뇨 등의 작용이 있어 학질, 간염, 습진, 이질, 설사, 치질, 종기, 화상 등의 치료에 쓰고 있다. 와송(瓦松), 암송(岩松), 옥송(屋松), 탑송(塔松), 석탑화(石塔花) 등 다양한 이름으로 불리고 있다. 꽃을 포함한 모든 부분을 약재로 쓰는데 여름부터 가을 사이에 채취하여 뿌리를 자르고, 햇볕에 말린다.

한의서인 의종금감에 와송의 소종(消腫)에 대한 기록이 있다. 와송은 한의학적으로 다소 찬 성질을 가지고 있으므로 몸이 냉하거나 설사를 하거나, 몸이 너무 허약해진 경우에는 주의해야한다.

인제대 이동석 교수는 와송을 10년 넘게 연구하며 많은 논문을 발표했다. 와송을 복용한 재발성 방광암 환자가 치료된 것을 계기로 연구를 시작했다고 한다. 와송으로부터 다당체와 용매 분획물(hexane, dichloromethane, ethyl acetate, butanol water) 등을 추출해 실험한 결과 강한 항암효과를 발견했다고 한다. 직접 대장암에 대한 항암 활성이 높은 신물질을 발견해 SCI급 논문에 등재하기도하였다. 이교수는 와송은 항암, 항균, 항당뇨, 항염증, 면역증강 등 다양한 생리 활성 물질을 함유하며, 특히 항암 작용중에서도 대장암, 폐암, 위암, 간암, 자궁경부암 등에서 그 효능이 높다고 하였다. 와송은 각종 암세포를 파괴 하면서, 면역항체를 증가시켜 암세포 전이를 억제하고, 암 수술후 재발을 방지하는 작용도 있다고 하였다. 암 이외에도 노화방지, 간해독, 당뇨, 혈압, 여성생리활성 등의 효과도 뛰어나다고 했다.

여러 실험을 통해 와송의 항암효과가 발표되기도 했다. 와송이 위암세포주(AGS, KATOⅢ)와 간암 세포주(HepG2, Hep3B)에 대해 항암효과 있으며, 재배 와송에서도 천연 와송과 동일하게 대장암 세포주(SW480)에 대해 암세포 증식 억제 효과가 있다는 결과를 발표하기도 했다. 일본의 킨키대학(近畿大学)의 동물 실험 결과 현저한 항암 작용이 나타났으며, 한의사인 배성식 박사는 와송을 가미한 한약 처방으로 수백 명의 암 환자에게서 증세 호전을 보였다고 발표했다.

시중에서 저렴한 가격에 유통되는 일부 건조 와송은 정식 통로로 수입되지 않는 수입산 일가능성이 있고 유해 성분이 포함될 가능성이 있으므로 함부로 달여서 먹는 것은 주의해야한다. 생 와송은 장기간 보관이 힘들어 즙으로 갈아 놓고 냉장이나 냉동 보관하며, 요구르트나 토마토 등과 함께 즙을 내어 복용하기도 한다.

일부 언론에서 폐암, 간암 환자가 와송을 1년 정도 복용하고 나서 호전됐다는 사실을 소개하기도 했지만, 모든 치료와 검사를 일방적으로 중단하고 건강식품에 메달리는 것보다는 의사, 한의사의 조언을 참조해서 병원 치료와 병행해서 적당량의 와송을 복용하는 것을 추천하고 싶다.

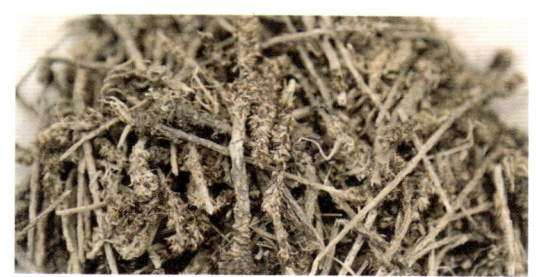

유근피(楡根皮)
느릅나무

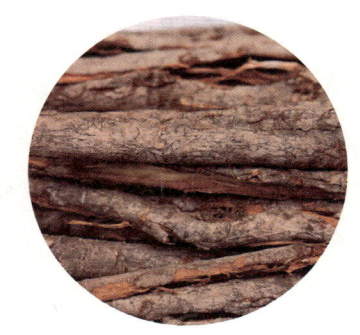

유근피(Ulmus davidiana Planch)는 느릅나무과(Ulmaceae)에 속하는 느릅나무의 수피, 근피(樹皮 根皮)를 건조한 것으로, 성질은 평하고 맛은 달며 무독하다. 이수통림, 소종의 효능이 있다. 성분으로는 메틸펜토산, 과당, 탄닌, 글루코스, 레진, 지방오일, 베타스티그마스테롤. 카테킨, 프리델린, 에피프리데라놀, 아락세롤 등이 알려져 있다. 동의보감의 무독(無毒)의 의미를 전혀 부작용이 없다라고 잘못 해석하여 암 환자가 느릅나무를 임의대로 복용한후 독성 간염 및 급성 신부전이 발생한 사례가 실제로 보고되었다. 모든 약은 독이다라는 사실을 다시 한 번 명심해야한다. 한약은 반드시 한의사의 진찰과 처방으로 복용하는 것이 좋다.

느릅나무는 전 세계에 약20종이 분포하며 우리나라에는 당느릅나무, 느릅나무, 왕느릅나무, 큰잎느릅나무, 참느릅나무 등 6종이 분포되어 있다.

느릅나무는 매우 다양하게 활용하는데 줄기껍질을 유백피(楡白皮), 뿌리껍질을 유근피(楡根皮), 잎을 유엽(楡葉), 꽃을 유화(楡花), 열매 또는 종자를 유협인(楡莢仁), 열매를 발효시켜 가공한 것을 무이(蕪荑), 느릅나무 열매를 밀가루로 만든 장을 유인장(楡仁醬), 열매를 면 누룩 등과 함께 가공하여 만든 것을 무이장(蕪荑醬)이라고 한다. 느릅나무는 예부터 고름을 빨아들이고 새살을 돋게하는 효과가 있어 각종 종기와 소변 염증에 효험을 보였던 민간의 상비 약재였다. 민간에서는 예전부터 느릅나무를 위암에 사용했었는데, 최근에는 위암, 자궁암, 유방암, 복수를 동반한 간암 등의 환자가 느릅나무를 복용하고 있다.

느릅나무는 구황식물이기도하다. 흉년이 들어 먹을것이 부족하던 시절에는 나무 줄기 껍질이나 뿌리껍질을 벗겨 물에 담가 놓은 후 끈적이는 액체가 생기면 그것을 먹기도하였다. 분말을 만들어 쌀과 섞어 죽, 떡 등을 만들어 먹기도 하였다. 물속에서 잘 썩지 않는 성질이 있어 옛날에는 다리를 만들 때 주요 재료로 쓰이기도 했다.

인삼(人蔘)
Panax ginseng

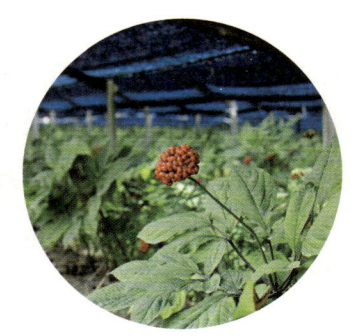

　　　　　　　　　　　인삼은 수천 년 동안 한국, 중국, 일본 등 아시아에서 신비의 명약으로 알려져 왔다. 전통적으로 원기회복, 체력 증강, 면역력 증강을 통해 질병을 치료하고, 피로를 회복하며, 노화를 방지하는 강장제로써 인삼을 사용해왔으며 오갈피나무과(Araliaceae)에 속하는 다년생 초본으로 그 뿌리를 인삼이라 한다. 학명은 파낙스 진생(Panax ginseng)으로, 라틴어 Pan은 "모든 것", Axos는 "치료"라는 뜻으로 만병을 치료한다는 의미이다.

　인삼은 2천 년 전부터 의서에 등장한다. 기원전인 B.C. 40년경 <급취장>에 인삼의 이름이 처음 기재되었으며, 후한시대 장중경의 <상한론>에는 인삼이 포함된 처방 21개가 수록되어있다. 한국의 한약 처방서인 방약합편에는 인삼이 포함된 132개의 처방이 기록되었다.
　신농본초경에는 인삼의 효능을 "주보오장 안정신 정혼백 지경계 제사기

명목 개심 익지 구복 경신 연년"(主補五臟 安精神 定魂魄 止驚悸 除邪氣 明目 開心 益智 久服 輕身 延年) 이라고 기재하고 있다. 한의학에선 대보원기(大補元氣), 건비익기(建碑益氣), 지갈생진(止渴生津), 안신익지(安神益智) 등의 효능을 치료에 활용해 왔다.

　인삼은 운동력 향상, 뇌기능개선, 통증억제, 면역강화, 항당뇨효과, 혈압조절작용, 간기능개선, 항스트레스작용, 성기능 향상, 에이즈 바이러스 증식억제, 항바이러스 작용, 항산화효과, 항혈전작용, 고지혈증개선, 항알레르기효과, 중금속해독, 항암효과 등의 효능이 여러 연구에 의해서 밝혀져 왔다.

　인삼의 항암작용에 대한 연구는 전 세계적으로 많이 진행되고 있다. 인삼의 항암 작용의 기전은 크게 두 가지로 나눌 수 있다. 암세포 사멸 촉진, 신생혈관 억제, 재발방지, 전이억제 등을 포함한 암 세포 성장 차단과 암 발생 예방이다. 성분은 사포닌saponin(진세노사이드ginsenosides), 페놀 화합물, 폴리아세틸렌 화합물, 다당체 특히 산성 다당체, 펩타이드 등이 주류를 이루고 있다. 크게 사포닌 성분과 비사포닌 성분으로 나눌 수 있으며, 현재 진세노사이드라고 부르는 사포닌 글리코사이드에 대한 연구가 활발하다. 현재까지 한국, 미국, 중국의 인삼 등에서 약 60여종의 진세노사이드가 밝혀졌는데, 고려 인삼중에는 가장 많은 30여종의 진세노사이드가 함유돼 있다. 사포닌 화합물은 프로토 파낙사디올(PPD), 프로토 파낙사트리올(PPT), 올레아난(oleanane)의 세그룹으로 나눌 수 있다. Rb1, Rb2, Rc, Rd 등은 파낙사디올 계열 사포닌이라 하고 Re, Rf, Rg1 등은 파낙사트리올 계열 사포닌이라고 한다. 고려 인삼의 우수한 효능은 파낙사디올/파낙사트리올 비율과 관련이 있다.

  사포닌의 대식세포 활성화를 통한 전이암 세포 제거, RGAP에 의한 대식세포의 암세포 사멸 활성화, 비장의 NK세포의 활성화에 따른 암 전이 억제효과, 진세노사이드의 항암작용 등이다. RGAP(Ginseng acidic polysaccharide)는 NK세포의 활성화를 통해 항암작용을 나타낸다. RGAP는 또한 대식 세포를 활성화하여 암 세포의 성장과 전이를 억제한다. 인삼의 다양한 사포닌 성분은 수지상 세포(dendritic cell)의 활성을 유도하여 T세포를 통해 인터루틴-2 (IL-2) 인터페론-감마(IFN-γ)와 같은 사이토카인을 분비하여 면역반응을 유도함으로써 항암 작용을 나타낸다. 대식 세포는 체액성 면역에서는 B림프구와 T림프구의 활성에 관여하며 세포성 면역에서는 암 세포에 직접 치사 활성을 나타낸다. 인삼은 종양세포를 직접 사멸 시키지 않고 대식세포를 통하여 세포 사멸을 유도한다. 인삼의 암 예방 효과는 면역감시 체계 증강, 세포내 방어기전 증강, 항 돌연변이, 혈관생성 억제, 증식 억제, 세포자멸사 등의 기전이 관여한다.

  인삼이 암 환자의 피로 감소에 도움이 된다고 미국 메이요클리닉 로프린지 박사가 발표했다. 암 관련 피로감을 호소하는 364명에게 인삼 보충제와 위약을 8주간 무작위 제공한 후 관찰 조사했더니, 인삼 투약군에서 약2배의 피로도 감소 효과를 나타냈다. 피로감소 효과는 암 치료를 마친 사람들보다 현재 암 치료를 진행중인 사람들에게서 더 컸으며, 오심이나 구토, 불안감 등의 부작용도 인삼 보충제 군에서 더 적었다. 인삼이 암 관련 피로를 유발하는 염증 물질을 억제한 것으로 보인다.

에이즈 바이러스 감염 환자 3명에게 바이러스 치료제 대신 홍삼 추출물을 투약한 결과 환자들이 20년 이상 장기 생존하고 있다고 아산병원 조영걸 교수는 발표했다. 홍삼에 포함된 면역력을 높여주는 사포닌과 산성 다당체 등의 성분이 면역 세포 감소를 지연시키고 에이즈 바이러스의 증식을 억제한 결과로 분석된다.

아무리 명약이라도 부작용이 있으므로 주의해야한다. 인삼의 부작용중에 대표적인 것은 열(熱)이다. 한의학에서 인삼은 성질이 따뜻하기 때문에 열이 많거나 과도하게 혈압이 높은 경우에는 피하는 것이 좋다. 체질에 맞지 않으면서 인삼을 장복하는 경우 안구충혈, 두통, 어지럼증, 안면홍조 등의 증상이 나타난다. 부작용이 나타나면 복용을 즉시 중단하는 것이 좋다. 인체 대상으로 인삼 및 홍삼을 투여한 여러 임상 시험에서 위장장애, 구토, 설사 등의 부작용이 보고되었다. 인삼(홍삼)이 맞는 경우는 맥이 약하고, 기운이 없으며, 식욕이 떨어지는 경우와 소음인 체질인 경우이다.

운곡 본초학에는 골증조열(骨蒸潮熱), 폐열해수(肺熱咳嗽) 담옹기급(痰壅氣急) 간양상항 (肝陽上抗) 화울실열(火鬱實熱) 등에는 금기이며, 간양상승(肝陽上昇)으로 인한 두훈목적(頭暈目赤), 외감으로 인한 습조열성(濕阻熱盛)의 경우에는 주의해서 써야하며, 기성자(氣盛者) 기울자(氣鬱者)의 불면증은 더욱 악화시키며, 고혈압 환자에게 다용하면 뇌출혈을 일으키며, 장기간 복용시 두통 불면 동계 혈압상승 등이 초래될 수 있다고 기록돼 있다.

자목(柘木)
꾸지뽕

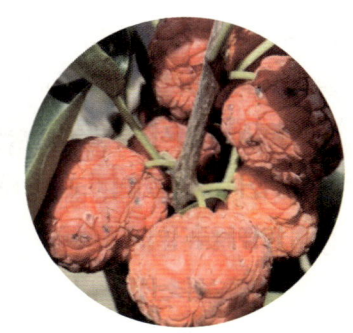

꾸지뽕나무 (Cudrania tricuspidata)는 뽕나무과의 활엽교목 관목이며, 한국 중국 일본 등에 자생한다. 한의서인 본초습유(本草拾遺)에 자목(柘木)이라는 이름으로 기록 되었고 본초강목(本草綱目)에서 자궁출혈, 학질, 신허이롱(腎虛耳聾)증에 쓰인다고 기록되어 있다. 성질이 따뜻하고 맛은 달며 독이 없다. 풍, 이롱, 학질을 다스린다. 꾸지뽕 나무의 목재를 자목(柘木), 뿌리를 천파석(穿破石), 줄기껍질 뿌리껍질(樹皮 根皮)를 자목백피(柘木白皮), 열매를 자수과실(柘樹果實), 가지와 잎은 자수경엽(柘樹莖葉)이라고 하여 약으로 사용한다. .

생김새가 뽕나무를 닮아 이름 붙은 '꾸지뽕 나무'라 하는데, 지역에 따라 굿가시나무, 활뽕나무라 부르기도 한다. 산뽕나무는 가시가 없고, 꾸지뽕나무는 가시가 있는점이 다르다. 꾸지뽕 나무는 자르면 하얗게 진액이 흘러나온다. 민간에서는 꾸지뽕나무를 잘게 토막내어 수액을 추출한 다음 꾸지뽕 기름이라 해서 암 환자들에게 사용한다. 꽤 비싼값에 거래가 된다. 폐암 환자라면 한번쯤 꾸지뽕 기름을 들은 적이 있을 것이다. 가지를 꺾으면 하얀 진액이 흘러나오는데 이 진액이 호흡기의 병을 치료한다고 해서 기관지염, 기관지확장증, 폐렴, 폐암 등에 사용한다. 꾸지뽕나무는 폐암, 위암, 식도암, 간암, 자궁암, 자궁근종에 사용한다고 한다. 중국에서는 200여 명의 소화기암 환자에게 꾸지뽕나무 추출액을 투여해 좋은 효과를 거두었다고 보고하고 있다.

가을이 되면 빨갛게 익은 꾸지뽕열매를 수확하는데, 오백원 동전 정도의 크기가 된다. 생 열매는 우유나 요구르트를 섞어서 갈아먹기도하고, 말린 거는 끓여서 차처럼 마시거나 달여서 먹기도 한다. 꾸지뽕나무에서 켐페라이드, 나린게린 등의 플라보이드와 폴리페놀 화합물, 지질다당류(LPS), 모린, 제리쿠드라닌 A~E, 제니스테인 등의 성분이 분리되었다. 꾸지뽕나무는 항산화, 혈압강하, 항염, 항지질, 혈당강하, 항암 등의 효능이 논문으로 발표되었다. < 자목의 항염 및 항암 활성> 실험에서 꾸지뽕나무 열매, 잎, 수피 추출물이 대장암 세포주(HT-29)의 세포 자멸사를 통한 세포 성장 억제, 항염증효과, 항산화효과 등이 관찰되었다.

최근 언론에 꾸지뽕 제품을 만병통치약처럼 광고한 업자가 입건됐다고 한다. 유명 교수를 홍보대사로 내세우고, 지역특산품 추천서 등을 내세웠으나 모두 거짓이었다고 한다. 암 환자들은 꾸지뽕기름이나 꾸지뽕추출물에 대한 맹신이나 과신 보다는 본인의 건강 상태를 고려하여 병원 치료와 함께 한의사의 조언을 받고 복용하는 것이 좋다.

죽염(竹鹽) 소금

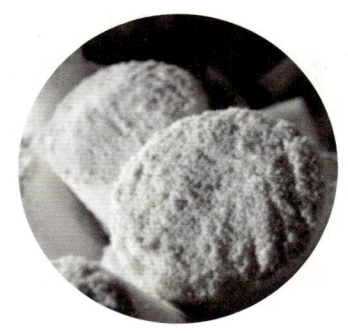

많은 암 환자들이 죽염이나 죽염된 장 죽염간장에 대한 문의를 해온다. 죽염은 인산 김일훈에 의해 독창적이고 체계적인 죽염 제조법이 저서 <신약> 등에 실리면서 널리 알려지기 시작했다. 죽염은 서해안에서 생산되는 천일염과 대나무, 황토를 고온에서 합성하여 만든다. 천일염을 수년 동안 창고에 쌓아두면 중금속 성분인 간수가 밑으로 빠져나간다고 한다. 유황이 함유된 대나무통 속에 소금을 다져 넣고 황토로 입구를 막은 다음 소나무 장작불을 지펴 죽염을 굽는다. 1회 구운 죽염을 분쇄하여 다시 대통 속에 넣고 소나무 장작불로 굽기를 9번 반복한다. 1600도까지 열을 끌어올려 소금 속의 모든 독성 물질을 제거하게 된다.

많은 의학자들은 죽염이나 천일염이 정제염보다는 풍부한 미네랄이 함유되어 있지만 나트륨 함유량은 변하지 않으므로 죽염의 섭취를 제한해야

한다고 주장한다. 소금 속에 함유된 나트륨은 체액량을 증가시키고 혈압 상승을 유발하므로 고혈압이나 심장병 환자는 특히 죽염 섭취를 제한해야 한다고 주장한다.

인산가에서는 건강한 사람은 한 달에 250g, 암 투병 중이거나 기력이 쇠한 사람은 한 달에 1kg 이상을 먹으라고 이야기한다. 암 환자에게 권유한 1일 소금 섭취량 30g은 세계보건기구에서 정한 1일 소금 섭취 권고량 5g(나트륨 2g)과 최소 필요량 1.0g(나트륨 0.4g)과 비교하면 엄청난 양이다. 2011년 기준 우리나라 국민의 1일 평균 소금 섭취량은 12g이다.

인산가에서는 죽염은 칼슘, 마그네슘, 철, 망간, 인, 유황 등 미네랄이 풍부해 해로운 나트륨을 배출시키기 때문에 위험이 없다고 한다. 오히려 죽염을 많이 먹으면 성인병을 예방하고 건강을 유지할 수 있다고 한다.

식약처에 따르면 소금 종류별 염화나트륨 함량은 천일염 80%, 정제염 99%, 태움·용융 소금(죽염) 88% 이상이었다. 전문가들은 칼륨 등이 일부 나트륨을 배출하지만 극히 적은 양에 지나지 않으며, 소금을 많이 먹고 나트륨을 빼냈다고 칼륨을 먹으면 몸에서 물이 너무 많이 빠져나가 신장질환이 오므로 특히 신장 질환 환자는 나트륨도 칼륨도 많이 먹으면 안 된다고 한다. 실제 대학병원에는 죽염요법(권장량의 수배에 달하는 죽염 섭취)을 하다 악화돼 입원 치료하는 당뇨 환자 고혈압 환자가 종종 있다면서 죽염이라도 절대 권장량 이상을 복용하면 안 된다고 조언한다.

동의보감에 죽염에 관한 이야기는 나오지 않으며 소금에 대해서는 적게 먹으면 오래 살고 병이 적으며, 많이 먹으면 오래 살지 못하고 병이 많다고 기록한다. 해수병이나 수종병이 있는 사람은 절대 금해야 하며, 또한 소금을 붉게 볶거나 수비해 쓰기도 하는데, 역시 과용하면 안 된다고 기록한다. 하버드 의대의 타이쳐 박사는 동물실험을 통해 인산죽염은 어떤 독성 또는 손상 작용도 나타나지 않는 매우 안전한 물질이라고 밝혔다.

유전 독성 검사에서 인산죽염은 발암성이나 돌연변이에 대한 유발성이 전혀 가지고 있지 않아 식품으로서 그 안전성이 입증되었다고 한다. 중의 연구원 연구팀은 위염 소화기궤양 만성장염 환자 87명에게 1년 4개월간 죽염을 복용시켜 90%의 총 유효율을 보였다고 밝혔다.

중국 연안의학원 연구팀 역시 18명의 위염 소화성궤양 환자에서 죽염 복용으로 40%의 치료 효과가 있었다고 발표했다. 북경섬유대학 연구팀은 죽염의 물리화학적 성분 검사 결과 암치료 효과를 보이는 셀레늄(Se)이 미량 함유되어 있다고 밝혔다. 또한 죽염은 일반 식염보다 체내 활성도가 높다고 밝혔다.

뇌내혁명의 저자 하루야마 시게오는 환원력이 강할수록 인체에 좋은 식품인데, 죽염은 400mv로 식품 중에서 가장 우수하다고 하였다. 실제 산화환원전위수치 실험에서도 천일염은 -26, 3회 구운 소금은 -173, 9회 구운 소금은 -236으로 여러 번 구울수록 환원력이 높아지는 것으로 나타났다.

한국식품조리과학회에 의하면 소금은 짠맛을 내는 인류에게 가장 오래된 조미료이다. 소금은 음식에서 맛을 내는 이외에 방부 및 탈수, 조직의 단단한 정도의 유지, 점성의 조절, 갈변 방지, 색의 보존, 단백질의 응고성 증진 및 다른 맛의 강화 등의 여러 가지 역할을 나타낸다. 천일염은 색이 검고 입자가 굵으며 반투명하고 각이 일정하다. 천일염은 정제염보다 칼슘, 마그네슘 및 황 등이 많이 함유되어 있으나 불순물과 간수를 제거한 생소금에는 이러한 무기질이 절반 정도 감소한다. 국내산 천일염은 중국산에 비하여 구리, 칼륨, 마그네슘 함량이 높으며, 망간과 나트륨은 중국산이 더 높은 것으로 보고되고 있다. 구운 소금에는 칼슘, 칼륨, 마그네슘이 많으며 가열온도가 높아짐에 따라 농도가 증가된다. 특히 죽염에는 칼륨의 함량이 천일염 또는 다른 가공염보다 월등히 높으며 다량의 게르마늄도 함유되어 있다.

연구에 의하면 천일염, 구운소금, 죽염, 9회구운죽염 등을 가지고 제조된 된장 추출물을 위암 세포주에 투여한 실험에서 죽염 및 9회구운죽염이 일반 천일염 된장이나 구운소금 된장보다 더 강력한 암세포 성장억제 효과가 나타났다. 위의 4가지 된장 추출물을 사코마 종양세포를 이식한 쥐에게 투여했을 때도 일반 소금 된장보다 죽염 된장에서 유의한 종양억제 효과가 나왔다고한다. 또한 쥐의 NK세포 활성도를 측정한 결과 구운소금 된장 투여군에서 높은 활성을 나타냈다. 독성 제거 능력을 관찰하기 위한 간효소 활성화 측정에서도 죽염 된장의 효소 활성이 높게 측정되었다.

위와 같이 죽염에 대한 여러 가지 상반된 견해가 있다. 일단 소금 섭취를 절대적으로 제한해야 하는 일부 심장, 신장 질환을 가진 암 환자는 죽염 섭취를 금해야 하며, 나머지 경우에는 신장기능검사, 전해질검사 등을 통해 체크하면서 조금씩 죽염 섭취의 양을 늘리는 방법을 권한다. 또한 인산가에는 밭마늘, 유황오리진액 등 암 환자를 위한 다양한 제품들이 있으므로 죽염 섭취에만 메달리기 보다는 한의사와의 상담을 통해 본인의 몸 상태에 알맞은 제품 섭취를 권한다.

청호(菁蒿)
개똥쑥

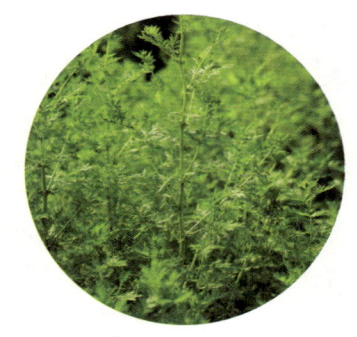

　　　　　　　　　　　청호(菁蒿)는 국화과에 속한 일년생 또는 이년생 초본인 개똥쑥(Artemisia annua L.) 또는 개사철쑥(Artemisia apiacea H.)의 지상 부분을 건조한 것으로 가을철 꽃이 필 때 채취한다. 개똥쑥은 우리나라 각지의 산야에 자생하며, 성질은 차며, 맛은 쓰고 매우며, 무독하다 (性味寒苦辛無毒). 귀경(歸經)은 간 담(肝 膽)이고, 효능은 량혈퇴열(凉血退熱), 해서치학(解暑治瘧)한다.

　개똥쑥 성분중 테르페노이드계 세스퀴테르펜의 일종인 아르테미니신은 강력한 항말라리아 효능을 가지고 있다. 아르테미신(artemisin)은 말라리아 치료제로 사용된다. 노바티스의 아르테미신 복합제(ACT)인 말라리아 치료제 코아템(Coartem)은 아르테미니신에 기초한 고용량 복합체로 중국 베이징 미생물 역학 연구소에서 개발하였다. 코아템은 내약성이 우수하고, 1-2일내 말라이아 발열 증상을 조절하며, 3-4일 만에 96% 이상의 치료율을 보이는 우수한 항말라리아 제제이다. 1998년 등록된 이래 세계 각국에서 광범위하게 사용되고 있다.

최근에는 유방암 세포를 선택적으로 괴사시키는 항암활성이 입증됨으로써 주목받고 있다. 개똥쑥의 주요 성분으로는 아르테아누인, 스코폴레틴, 쿠마린, 유파틴 등이다.

쑥은 우리에게 매우 친숙한 약초이다. 개똥쑥, 인진쑥, 강화사자밭쑥, 섬애약쑥, 사철쑥의 5가지 쑥의 암세포 증식억제 실험에서 암세포별, 농도별 차이점을 제외하고는, 모든 쑥들이 일정부분 항암작용이 있다고 밝혀졌다. 개똥쑥의 잎과 줄기 추출물이 위암 세포인 AGS 및 자궁경부상피암 세포인 HeLa에 대하여 강한 증식억제 활성이 있으며, 유방암 세포인 MCF-7과 MDA-MB-231의 증식 또한 억제하는 것으로 보고된바 있다. 기타, 인진쑥 추출물은 위암 세포, 결장암 세포에 대해 증식억제 활성이 있으며, 사철쑥은 폐암 세포에 대한 증식억제 활성이 보고되었다. 이러한 쑥 추출물의 암세포 증식억제 능력은 쑥에 함유된 페놀화합물이 종양 괴사 인자를 활성화시키기 때문으로 생각되고 있다.

2008년 미국 워싱턴대학 연구팀이 개똥쑥이 기존 항암제보다 1200배나 효과적이었다는 동물실험 결과를 보도한 이후, 국내에서도 폭발적인 인기를 얻었지만, 각종 논문에서 개똥쑥에서 추출한 아르테미신이 각종 암에 효과적이라는 실험 논문만 발표되고 있을뿐 아직 임상실험으로 암치료 효과가 밝혀진 바는 없다.

열풍처럼 불었던 개똥쑥의 항암효과와 더불어 최근 여러 언론 매체에서 개똥쑥의 부작용을 보도하고 있다. 개똥쑥을 맹신하며 복용하다가, 수술이나 항암치료 시기를 놓치거나, 개똥쑥의 과다 복용으로 간기능이 망가진 사례 등이 보도되고 있다.

남들이 암에 좋다고 하니까 일단 먹고 보자는 성급한 자세보다는, 모든 약물은 질병과 환자 상태에 따라 약이 되기도 하고 독이 되기도 한다는 사실을 명심하고 전문 한의사와 상담후 복용할 것을 권하고 싶다.

건칠(乾漆)
옻나무

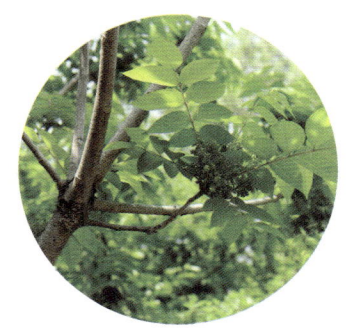

건칠(Lacca Sinica Exsiccata)은 옻나무 (Rhus verniciflua Stokes)의 줄기에 상처를 입혀 흘러나온 수액인 수지를 건조한 약재이다. 어혈을 제거하고 뭉친 응결을 푸는 효능이 있어 어혈로 인한 복부의 적취(積聚)를 치료하는데 사용한다. 성질은 따뜻하며 맛은 맵고 쓰며 독을 가지고 있다.

장원소(張元素)는 "오래동안 딱딱하게 굳어버린 적체와 응결된 어혈 덩어리를 깨뜨린다(削年深堅結之積滯, 破日久凝結之瘀血)"고 했다. 독이 있으므로 임신부는 금기이며, 칠독(漆毒)에 민감한 체질인 사람도 사용을 피해야한다.

건칠 생품은 독이 있으므로 독성과 자극성을 줄이기 위해 가공을 거쳐야한다. 이를 한의학에서는 수치(修治)라한다. 옻나무에서 처음 얻어낸 진액에서 불순물을 걸러낸 것을 생칠(生漆)이라 한다. 생칠에서 수분을 증발시키는 과정을 거치면 투명한 옥색인 투명칠(透明漆)이 된다. 약재로 쓰이는 건칠은 흑갈색 수지 덩어리인데, 생칠의 우루시올 성분이 공기 중에서 산화해 색이 변한 것이다. 옻은 독이 있는데 이는 옻속에 함유된 우루시올(urushiol) 때문이다. 옻독이 생기면 피부나 점막이 붓거나 가려움증이 생겨난다. 옻독을 한의학에선 칠창(漆瘡)이라 한다. 옻에 예민한 사람은 매우 소량에도 피부염이 생긴다.

건칠 추출물은 암세포의 신생혈관을 억제하고 면역기능을 강화하며 항암치료나 방사선 치료의 부작용을 완화하는 등의 효능이 있는 것으로 보고되고 있다. 한의학에서는 암을 치료하기 위한 중요한 치료 약재로 건칠을 폭넓게 사용하고 있다.

다양한 임상 논문에서 건칠 복용군에서 암 전이와 재발을 억제하고 생명을 연장하는 효과가 밝혀지고 있다. 최원철 박사는 건칠에서 독성을 제거해 만든 넥시아를 통해 말기암 선고를 받은 환자들 수십명을 10년 이상 생존시키고 이를 논문과 언론을 통해 밝힌 바 있다.

건칠이 암을 치료할 수 있다는 논문이 미국세포생물학회(ASCB) 학술지에 게재되기도 했다. 동물실험에서 세포면역을 담당하는 T세포를 분리한 후 건칠을 투여한 결과 T세포에서 인터페론(IFN-γ), 인터루킨(IL-2) 등의 사이토카인이 분비되는 것을 확인했다. 암세포에 건칠을 투여한 그룹에서 대조군보다 암세포 살상 효과가 높아지는 것을 확인했다. 또한 실험에서는 옻나무 진액을 전통 방식으로 법제 수치를 거친 건칠에서 인터페론과 인터루킨의 분비가 높아지는 것을 확인했다.

황칠

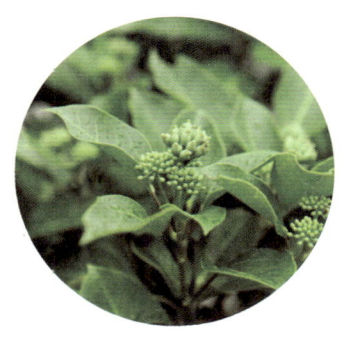

황칠하면 낯설지만 오래전부터 황칠은 우리에게 친숙한 재료이다. 전통 가구 제작에 검은색 도료로는 옻나무가 사용되고, 노란색 도료로는 황칠이 사용되고 있다. 삼국시대부터 왕들의 금관 목침 보석함 갑옷 등에 황금색을 내기 위해 사용되어 왔다.

황칠나무는 주로 남해안, 전남, 제주 등의 해안가 지방에 서식하며 남부지방에서는 황칠나무를 이용한 황칠 백숙이 미식가들로부터 인기가 높다.

황칠은 간기능개선, 혈액순환 촉진, 혈압과 혈당 강하 작용 등이 보고 되고 있으며, 안식향이라는 독특한 향기는 신경 안정작용도 있어, 현대인에게 안성맞춤인 약제이다.

황칠의 학명은 덴드로 파낙스(Dendropanax morbifera)로 만병통치 나무, 인삼나무 라고 불린다.

한국의 황칠은 삼국시대부터 그 약효를 인정받아 중국으로 수출되었으며 두통, 전염병, 피부병, 난치병 등에 폭넓게 사용되어 왔다. 황칠나무는 각종질병에 원인으로 나타나는 활성산소 제거 능력도 뛰어나 암세포 발생 확률을 줄여 준다고 알려져 있다.

여러 연구에서 황칠나무의 잎과 수피 등에 다양한 암세포의 억제력이 뛰어난 것으로 밝혀지고 있다. 유방암 세포주, 간암 세포주 등에서 70~80%의 억제효과를 나타냈고, 피부암, 폐암, 전립선암, 위암, 대장암 세포주에 황칠액을 투여한 결과 암세포 성장 억제의 결과를 낳았다. 또한 단순한 항암 성분 뿐 아니라 면역 세포를 증강시키는 성분이 있다고 한다. 황칠 나무 잎의 여러 성분 중에서 특히 에피갈로 카테킨갈레이트(EGCG)에는 강력한 암세포 억제 작용이 있다.

필자의 병원에서는 황칠을 이용하여 암세포를 억제하고 면역력을 강화하기 위하여 다양한 약제를 연구개발하고 있다. 특히 황칠 발효효소, 황칠 경옥고 등이 암 환우들에게 좋은 평가를 받고 있다.

최근에는 황칠의 항암 효능을 이용한 항암 된장, 항암 간장 등의 제품 개발에도 박차를 가하고 있다.

(3) 넥시아 NEXIA

암 덩어리가 2mm이상이 되면 암세포에 혈액과 포도당을 제공하기 위해 혈관이 필요하다. 수술을 해보면 암 덩어리 표면에 거미줄과 같은 무수히 많은 모세혈관이 생성돼 있다. 암 덩어리에 영양공급이 되지 않으면 암도 자랄 수 없기 때문에 암을 연구하는 사람들은 암이 신생혈관을 생성하지 못하게 하는 신약개발에 노력 중이다.

건칠이라는 한약재에 신생혈관을 억제하는 성분이 다량 함유되어 있음이 밝혀졌으며, 경희대 한방 암 센터장 최원철 교수는 옻나무를 정제하여 넥시아(Nexia)란 약을 탄생시켰다.

옻나무(한약명:건칠) 진액 추출물인 넥시아는 암을 치료하는 천연 한방 항암제다.

한의학에서는 구어성괴(久瘀成塊)라 해서 어혈이 오래되면 종양이 생긴다고 보았는데 건칠은 어혈을 풀어 주는 약으로 동의보감에 "성질은 따뜻하고 맛은 매우며 독이 있다. 어혈을 삭이면서 끈끈한 적을 없애고 혈훈을 낮게 한다."고 기록하고 있고, 여러 한의학 서적에서 옻나무가 어혈 치료에 탁월하다는 언급이 나온다. 암을 무조건 공격하는 것이 아니라 암을 만든 원인, 즉 어혈을 풀어서 암을 치료한다.

2006년 경희대학교에서 연구를 주도한 최원철 교수는 216명의 3~4기 암 환자에게 넥시아를 이용해 치료한 결과 이중 52.8%인 114명이 5년 이상 생존했다고 밝혔고 넥시아를 투약하며 체질에 맞는 한약 처방과 기타 자연요법을 병행해 치료한 결과, 5년 생존률이 4기암 22.5%, 3기암 79.2%로 나타났다고 밝혔다.

의료통계학 분야 권위자인 이영작 한양대 석좌교수(前 미국국립보건원 의료통계분석실장)가 치료결과를 분석한 결과 "후향적 임상연구를 실시한 결과 216명의 환자가 치료받아 5년 이상 생존율이 50%를 넘은 것이 맞다"고 밝히며 검증을 하기도 했다.

2008년 미국 국립암연구소와 공동 연구를 통해 암의 혈관 내피 세포의 생성을 차단하고, 암 세포의 증식을 억제하는 기전을 확인했다.

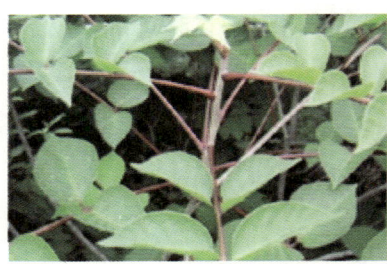 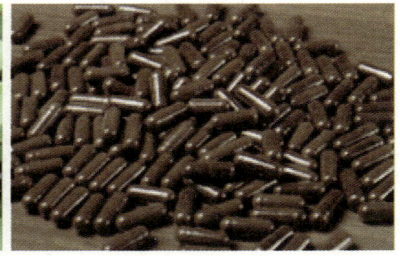

(4) 산삼 약침

항암 치료 과정은 면역력을 저하시키는 것 외에도 체력저하, 식욕부진, 오심 구토 설사 등과 같은 부작용에 시달리게 되는데 이러한 부작용과 면역력 회복에 산삼 약침이 도움을 준다. 산삼 약침은 산삼을 추출하여 혈자리에 주입하는 치료법으로, 산삼을 섭취하는 것보다 흡수율을 높여 주고 효과가 빠르다는 장점이 있다.

산삼 약침을 단독으로 사용하는 것보다는 항암 방사선 치료를 할 때 항암단, 넥시아 등의 한방치료, 고주파, 비타민요법, 압노바 등의 대체의학 치료와 병행할 때 효과적이다.

사상체질에서 인삼은 소음인 약으로 일부 열이 많은 소양인의 경우 두통, 열감, 혈압상승 등의 부작용도 있지만 산삼은 인삼과는 달리 별다른 부작용이 없는 걸로 보고된다.

산삼의 효능은 보기구탈(補氣救脫), 익혈복맥(益血服脈), 양심안신(養心

安神), 탁독합창(托毒合瘡) 등의 효과가 있어 체력이 극도로 쇠약하고 면역력이 떨어지는 경우에 도움이 된다. 여러 논문에서 산삼약침은 암 세포의 성장과 전이를 억제하고 면역기능을 강화시키는 효능이 있다.

시술 방법은 증상에 알맞은 혈자리에 1~2ml를 주입하거나, 혈맥을 통하여 10~20ml를 정맥 주입하기도 한다.

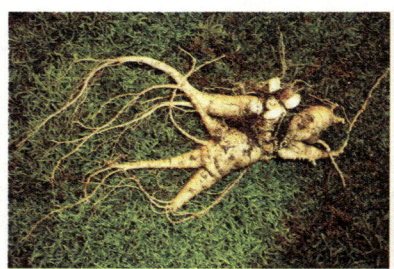
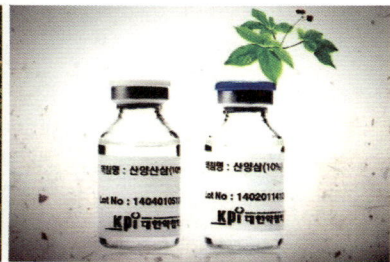

참고 문헌

운곡본초학 (주영승)
대한한의학회지
대한암한의학회지
대한약침학회지
대한본초학회지
대한약학회지
한국생약학회지
한국식품영양과학회지
한국식품조리과학회
위키백과
福田一典 漢方癌治療

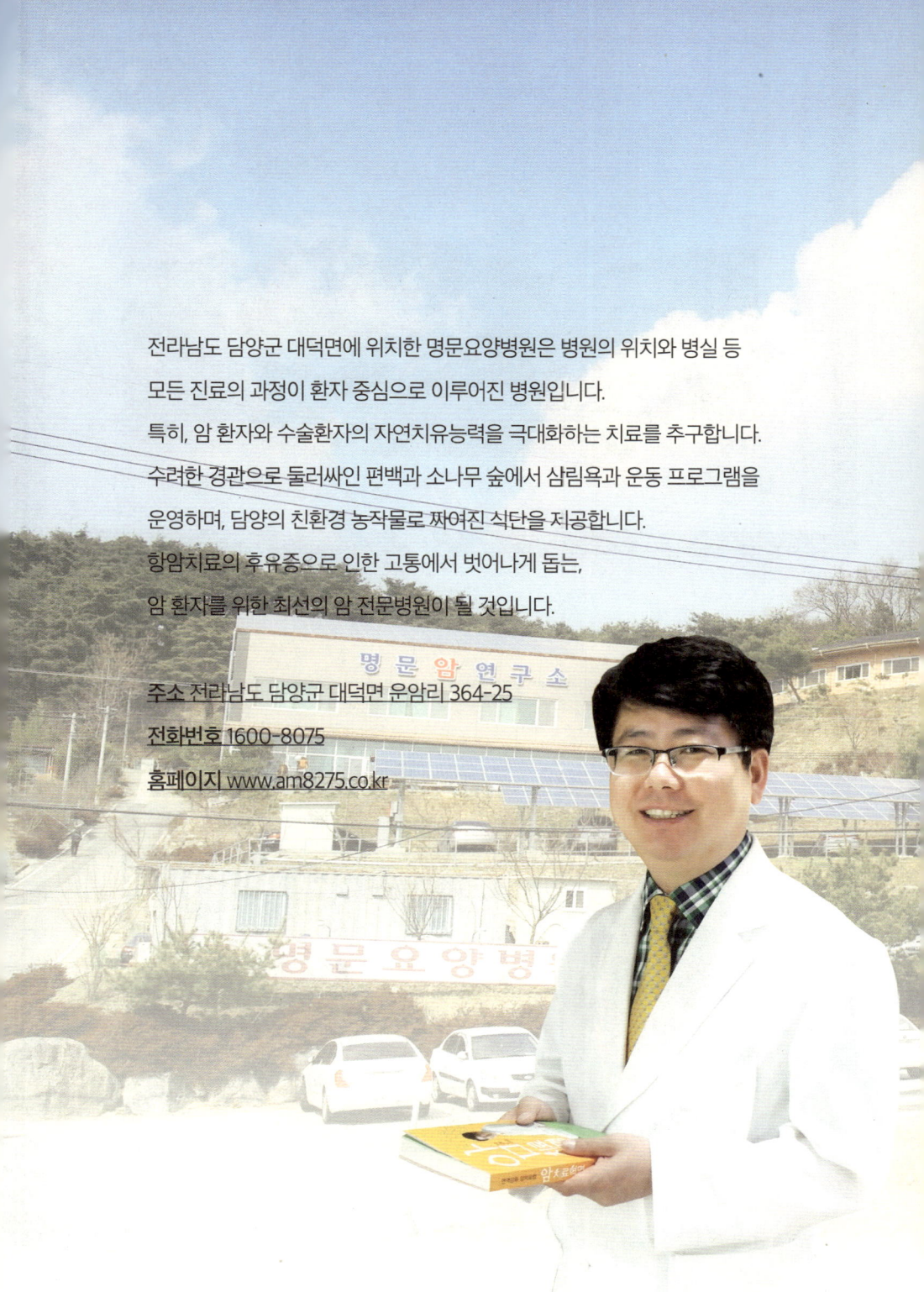

전라남도 담양군 대덕면에 위치한 명문요양병원은 병원의 위치와 병실 등 모든 진료의 과정이 환자 중심으로 이루어진 병원입니다.
특히, 암 환자와 수술환자의 자연치유능력을 극대화하는 치료를 추구합니다.
수려한 경관으로 둘러싸인 편백과 소나무 숲에서 삼림욕과 운동 프로그램을 운영하며, 담양의 친환경 농작물로 짜여진 식단을 제공합니다.
항암치료의 후유증으로 인한 고통에서 벗어나게 돕는,
암 환자를 위한 최선의 암 전문병원이 될 것입니다.

주소 전라남도 담양군 대덕면 운암리 364-25
전화번호 1600-8075
홈페이지 www.am8275.co.kr

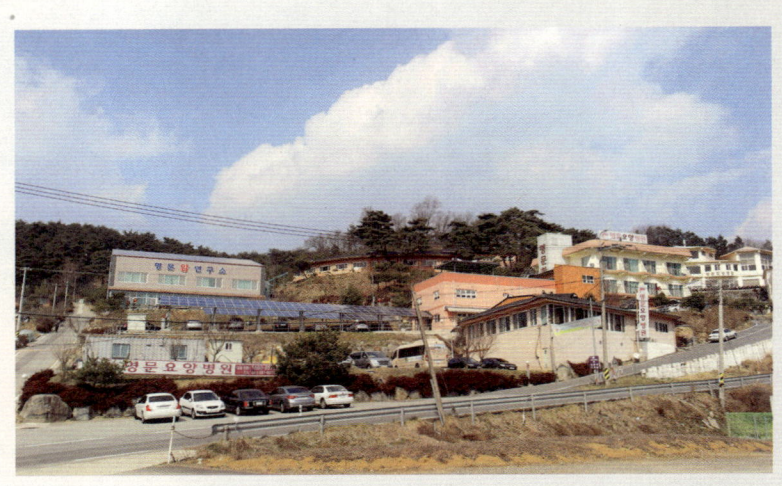

명문요양병원 전경사진

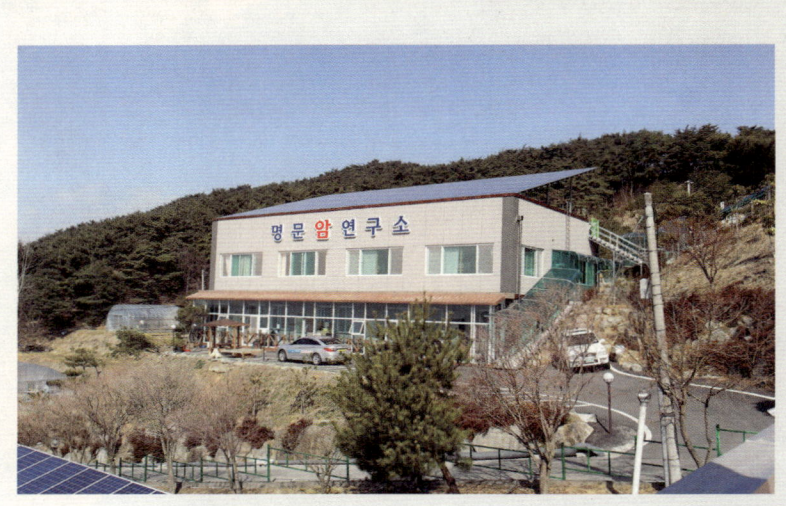

명문요양병원 명문암연구소

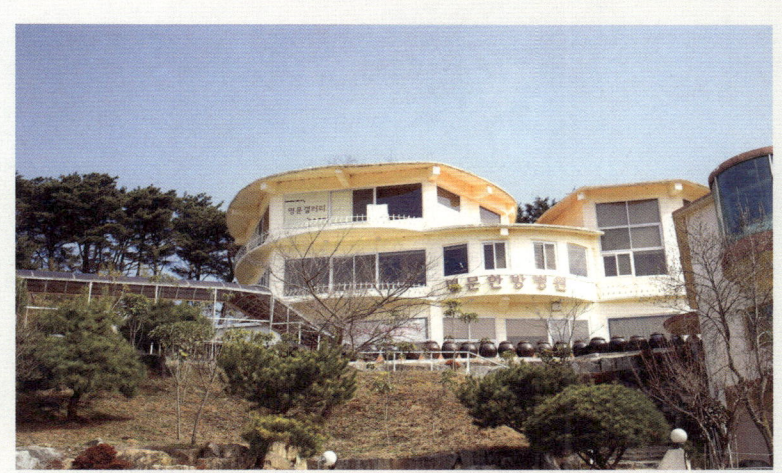

명문요양병원 본건물

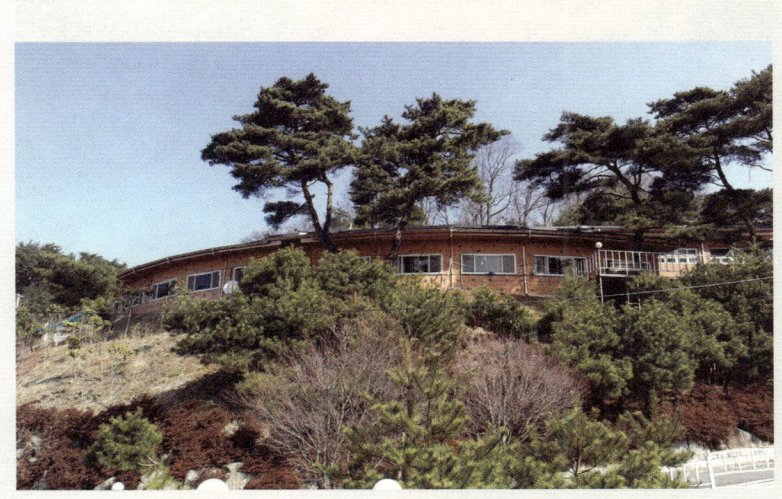

명문요양병원 찜질방

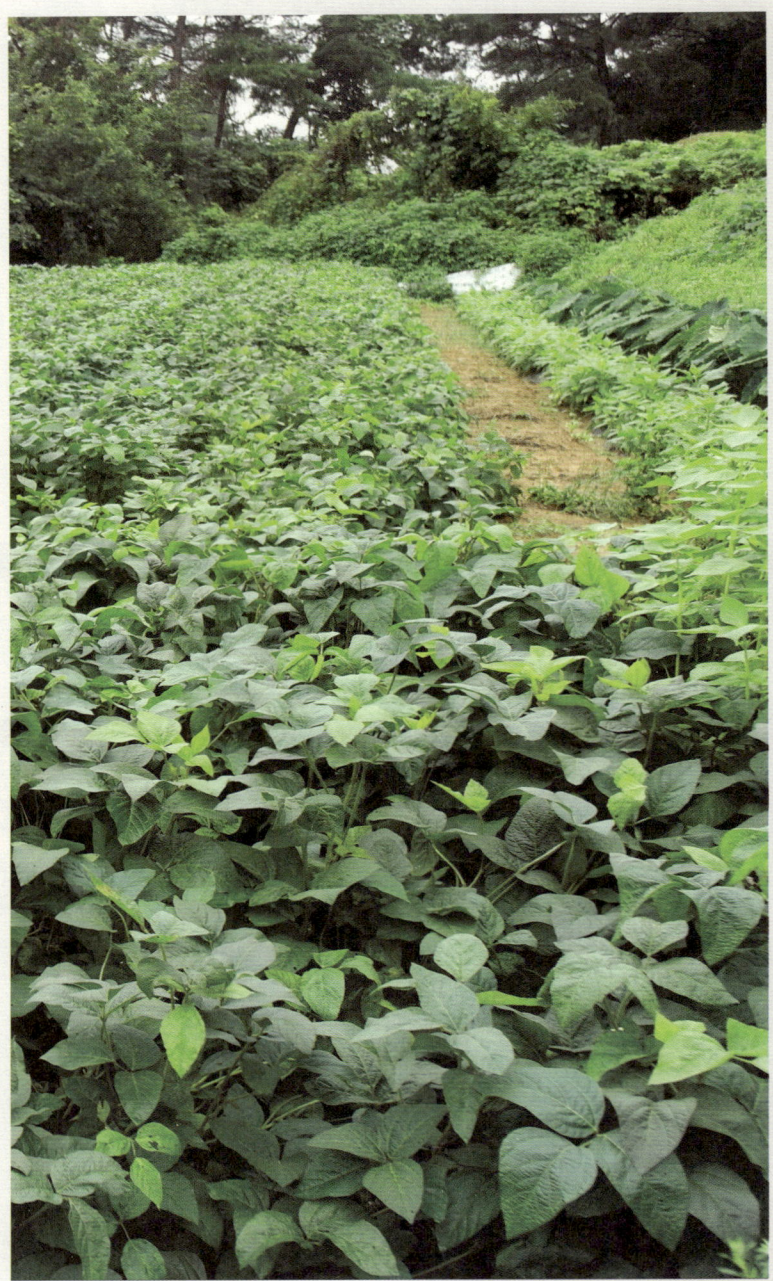

병원 옆 명문농원

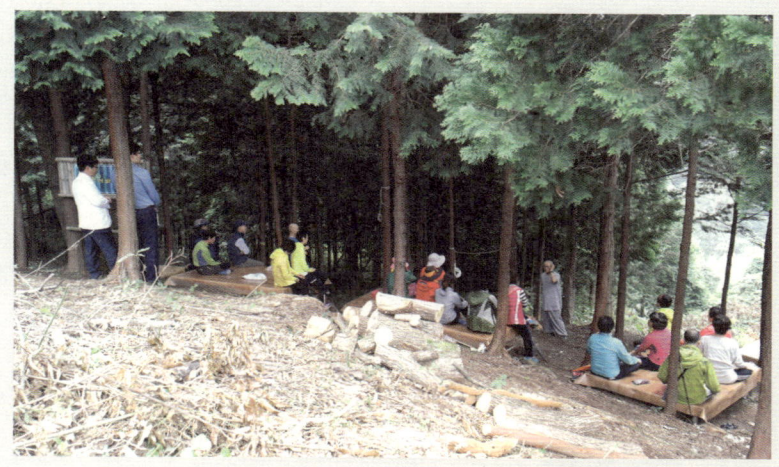
풍욕장에서 스님과 함께 명상 중인 모습

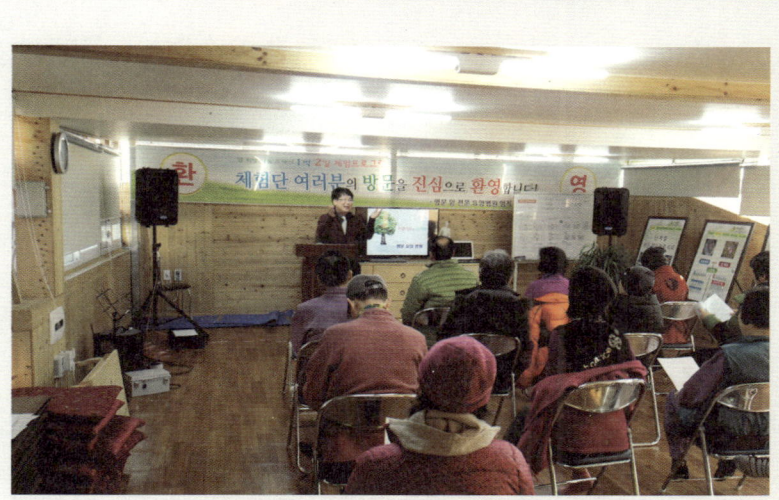
1박2일 체험프로그램

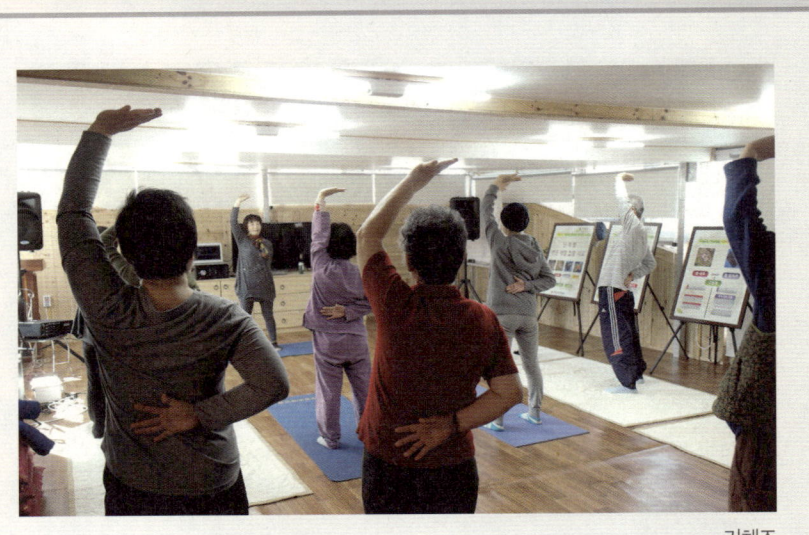

기체조

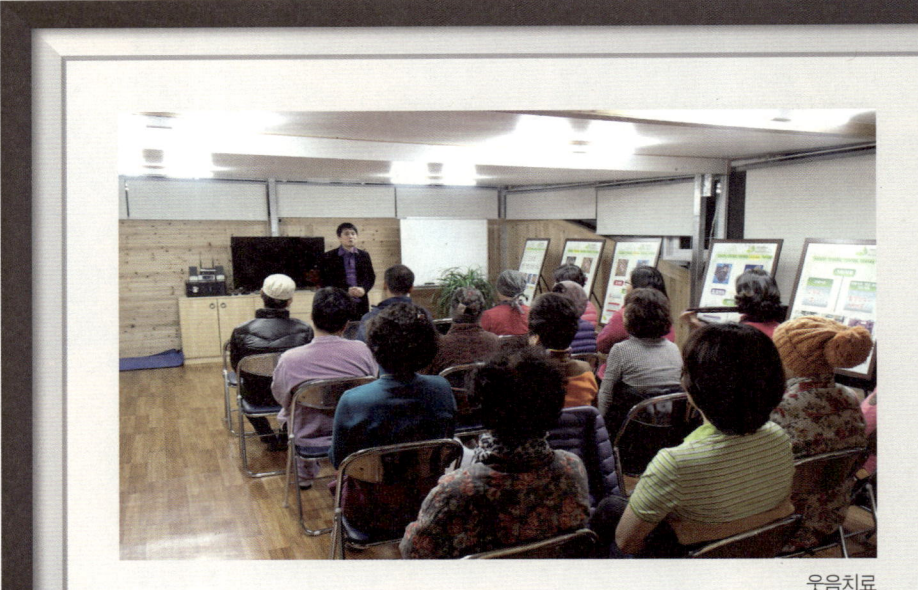

웃음치료

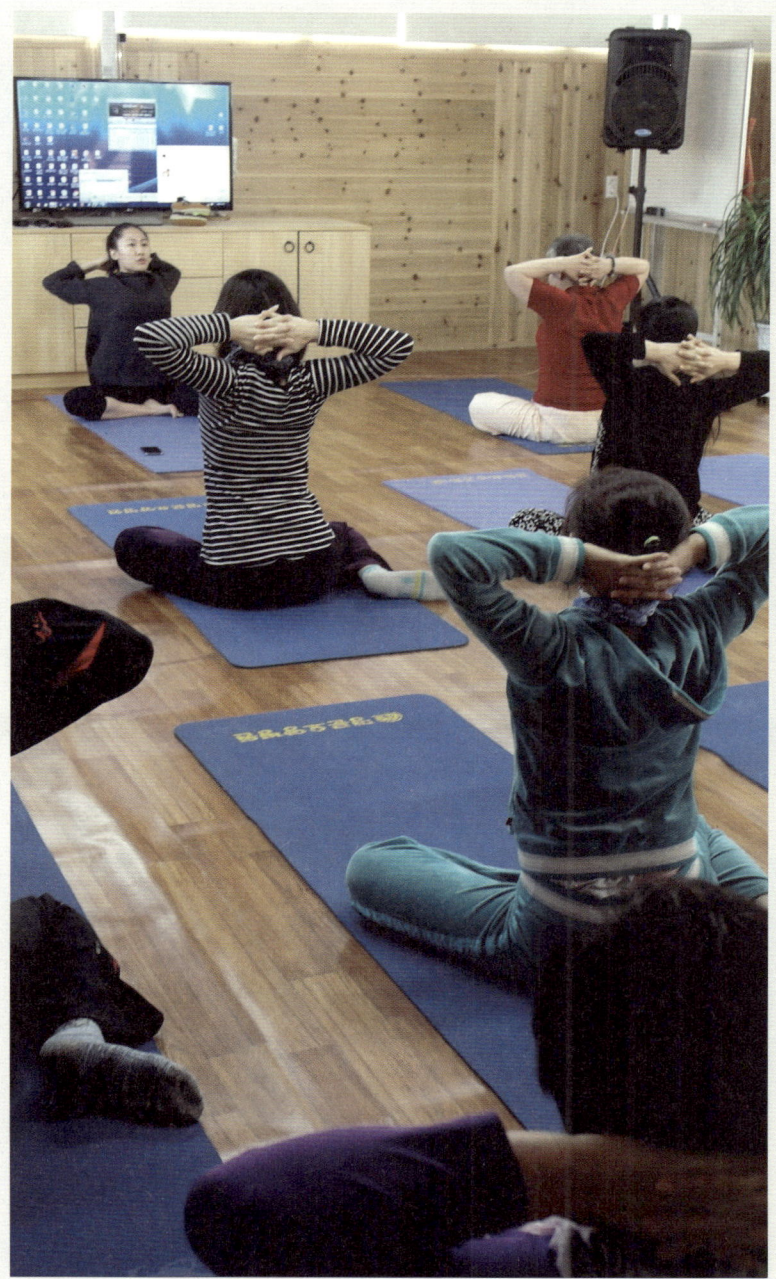

요가교실

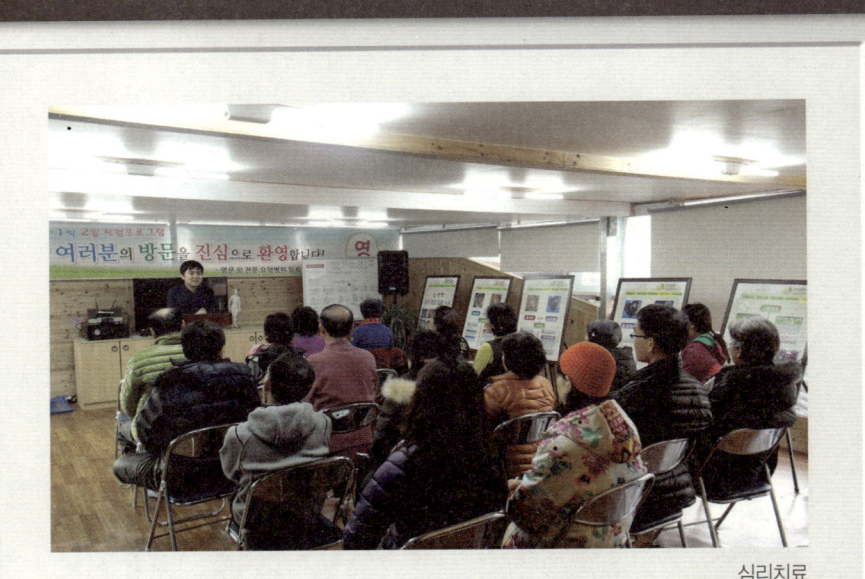

심리치료

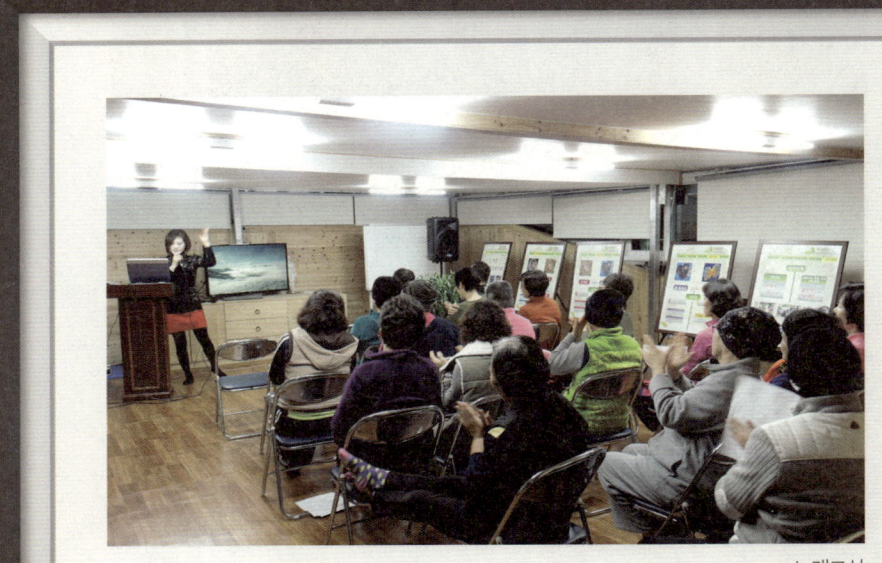

노래교실

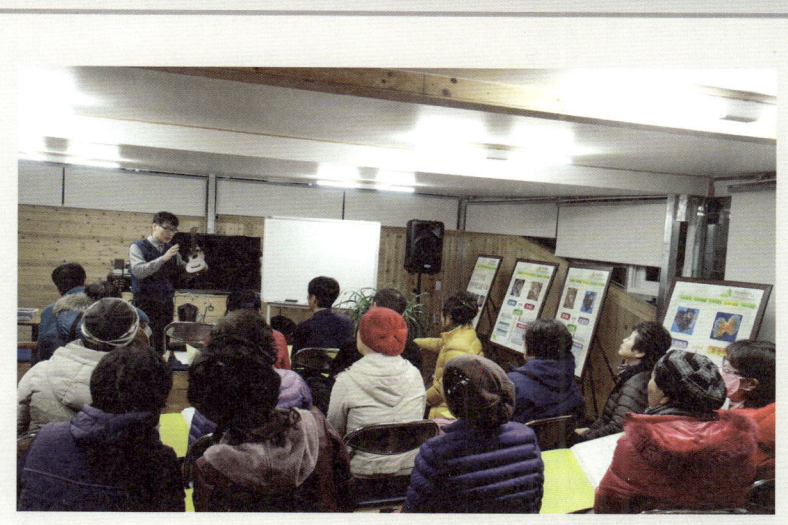

실용음악교실

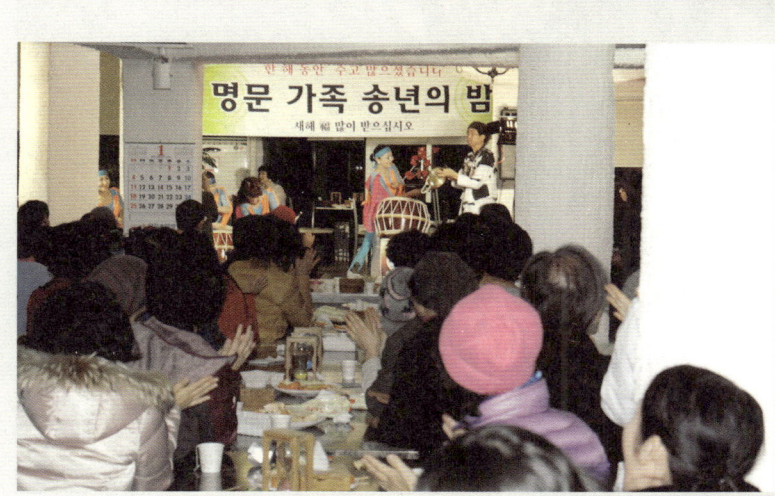

명문 가족 송년의 밤 행사

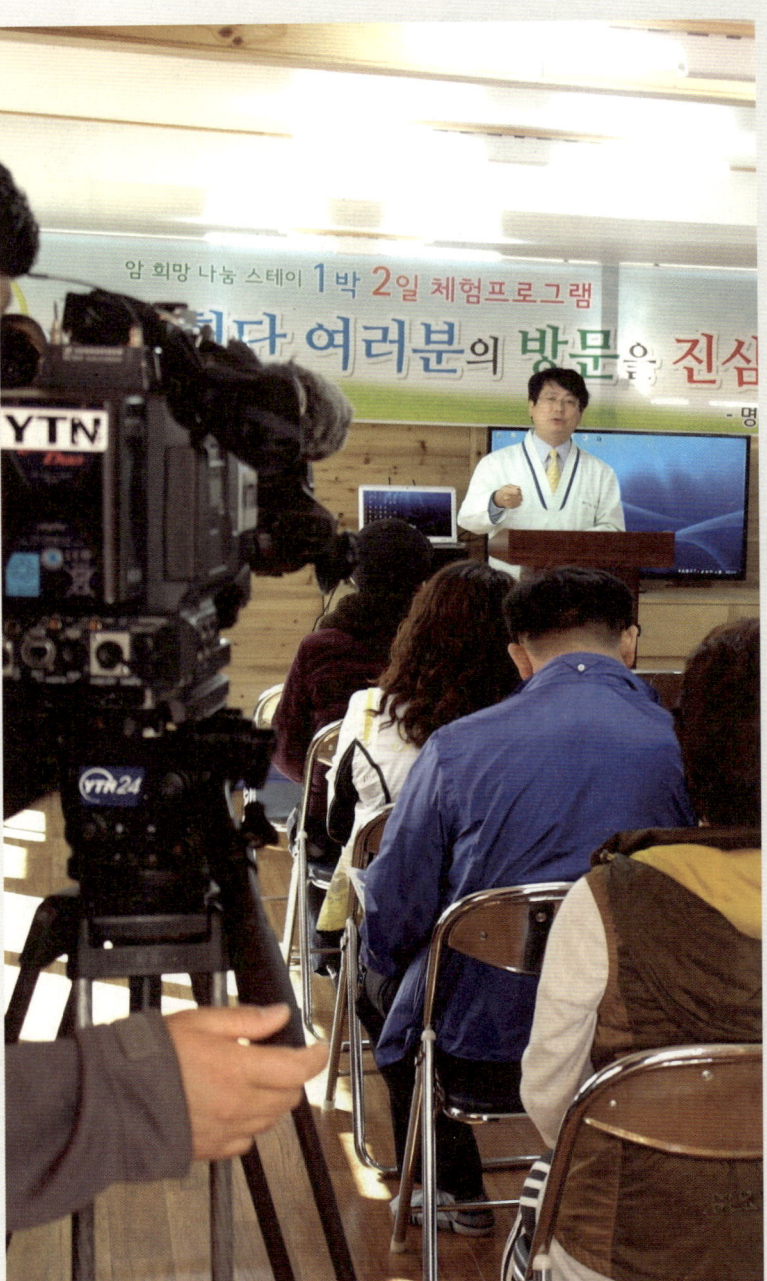

강의 중인 김동석 원장

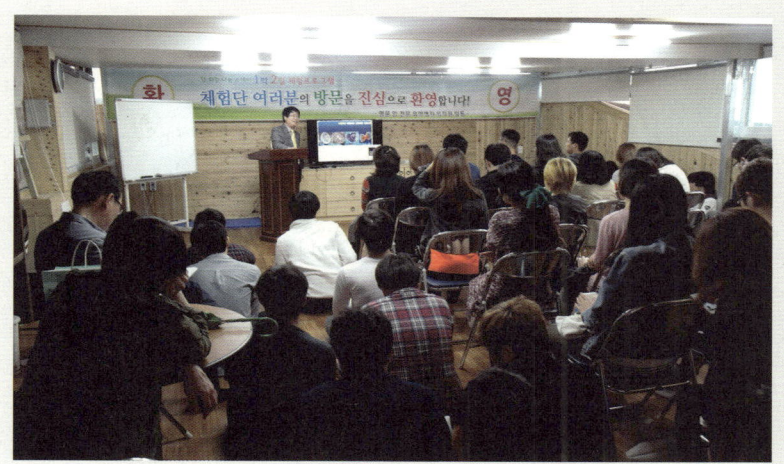

강의 중인 김동석 원장

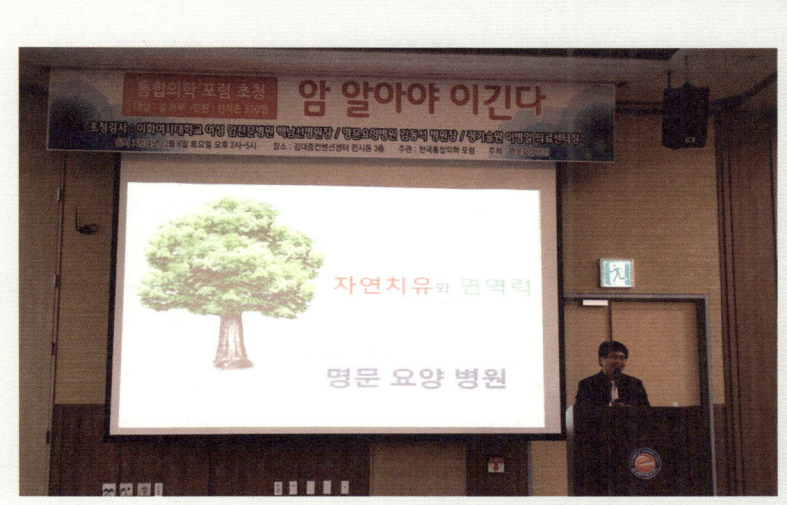

통합의학 포럼 세미나 '암 알아야 이긴다'

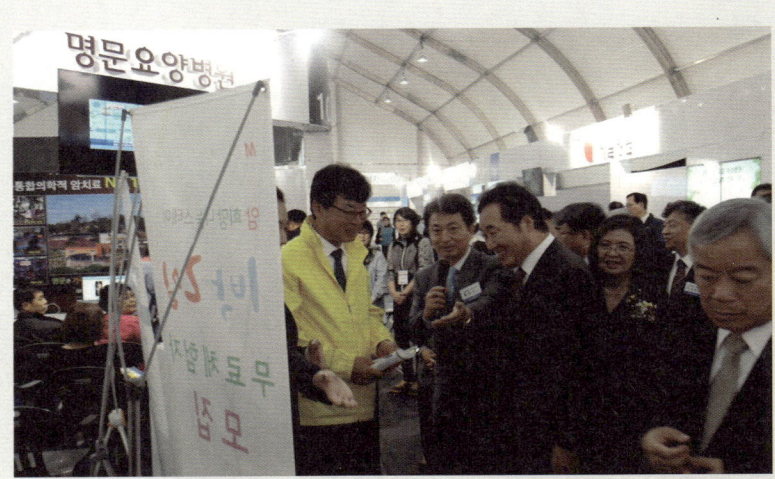

통합의학박람회

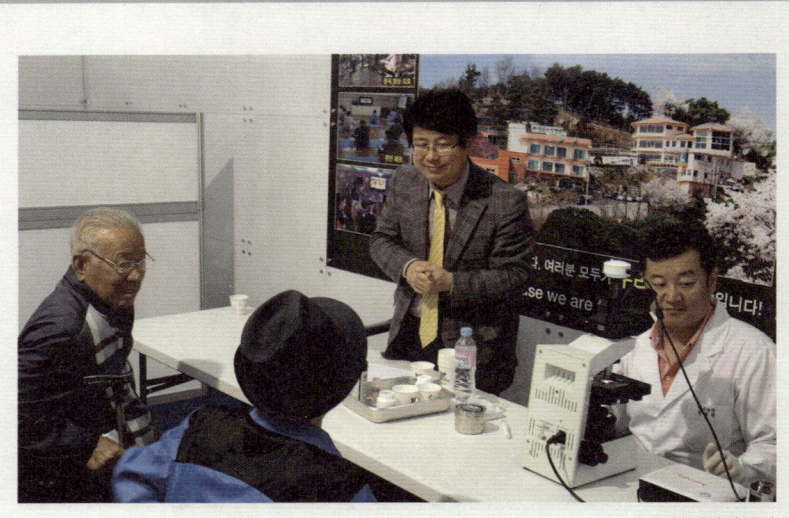

통합의학박람회